荣总过敏免疫风湿科主治医生兼教授

周昌德 主编

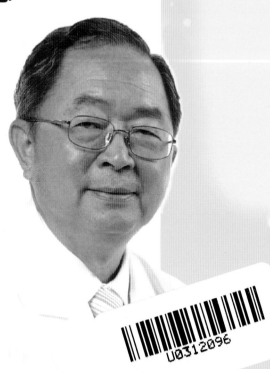

荣总名医 周昌德 教你远离腰酸背痛

疏腰松背，强健骨骼

新疆人民出版总社
新疆人民卫生出版社

图书在版编目（CIP）数据

疏腰松背，强健骨骼/周昌德主编. --乌鲁木齐：
新疆人民卫生出版社，2015.8
ISBN 978-7-5372-6342-9

Ⅰ.①疏… Ⅱ.①周… Ⅲ.①颈肩痛－诊疗 ②腰腿痛
－诊疗Ⅳ.①R681.5

中国版本图书馆CIP数据核字(2015)第166664号

疏腰松背，强健骨骼

SHUYAO SONGBEI, QIANGJIAN GUGE

出版发行	新疆人民出版总社 新疆人民卫生出版社
责任编辑	胡赛音
摄影摄像	深圳市金版文化发展股份有限公司
策划编辑	深圳市金版文化发展股份有限公司
封面设计	深圳市金版文化发展股份有限公司
地　　址	新疆乌鲁木齐市龙泉街196号
电　　话	0991-2824446
邮　　编	830004
网　　址	http://www.xjpsp.com
印　　刷	深圳市雅佳图印刷有限公司
经　　销	全国新华书店
开　　本	173毫米×244毫米　16开
印　　张	14
字　　数	250千字
版　　次	2016年4月第1版
印　　次	2016年4月第1次印刷
定　　价	29.80元

Contents 目录

Chapter 2
您经常感到腰酸背痛吗？

Chapter 3
如何判断是否得了强直性脊柱炎?

Chapter 6
严重背痛，是"骨松"造成的骨折找上门了吗？

Chapter 7
感染也与腰酸背痛有关吗？

推荐序

切实保护骨关节，
远离腰酸背痛

台北荣民总医院 副院长
国立阳明大学 骨科教授
台湾前骨科医学会 理事长
陈天雄

我从事骨科专业有数十年之经验，临床上常有因腰酸背痛而来求诊的骨科手术病患，因此我深感一位腰酸背痛患者，要在紧凑的门诊时间彻底了解自己的问题实在不易，更谈不上如何预防疾病。

根据调查统计，腰酸背痛已是继感冒之后的第二个流行病，而一个人一生中，发生腰酸背痛的几率高达 51% ~ 84%。这惊人的数字让我们知道，每年有多少人因为腰酸背痛的问题，在医院里来回穿梭。

我与《疏腰松背，强健骨骼》的作者周昌德先生是要好的同学，早年他在三军总医院服务，为三总风湿免疫科教授兼主任，后又礼聘至中国医学大学。台北荣总鉴于其在风湿关节学有所专，特请其返北服务，任台北荣总风湿免疫科主任，教授多年。

我与他交往数十年的过程中，深深体会他是一位幽默、热心又执着的学者。虽然他平时极度繁忙地任职关节及免疫疾病工作，每天照顾门庭若市的患者，对于专业之研究与教学又不遗余力，但他还是利用国际讲学之机会，走遍世界，将其见闻著作成书，让更多人深入风湿免疫的殿堂，极为难能可贵，本人由衷佩服。

而《疏腰松背，强健骨骼》针对腰酸背痛的情形，涵括了所有平日临床上常见的相关疾病，从风湿、免疫、退化、感染等等，深入浅出地说明腰酸背痛对关节的影响，引导您了解自己关心的问题，并帮助厘清症状。通过运动及饮食，切实调整生活状态，让疾病得到妥善的照护。

以《疏腰松背，强健骨骼》作者在台湾及国际上知名的学识及涵养，加上他多年的临床经验，相信本书定能对您有所助益，让您逐渐远离腰酸背痛。

自序

美丽人生，
从腰背保健开始！

台北荣总 过敏免疫风湿科
主治医师兼教授 周昌德

　　笔者自1980年始开始学风湿免疫科，至今已迈入第30个年头，除了发现风湿免疫对人体有重大影响外，更是21世纪医学、保健的主要显学。

　　回想当年服务于台北三军总医院，所照顾的对象多以20～30岁义务役之年轻士兵居多。当时，只觉年轻士兵为何有不少患者发生"慢性腰背痛"，但还不知如何去分辨"发炎性腰背痛"与"物理性腰背痛"。幸遇恩师美国宾州大学客座教授Dr. Schumacher来三总担任指导及教学四个月，始逐渐对风湿病及腰背痛有较深入之了解。

　　1991～1998年在中国医药学院附设医院风湿科工作，当时研究重点为"中药对风湿病治疗之效果及临床应用"。1998年调回台北荣民总医院过敏免疫风湿科服务，开始对腰背痛中之"强直性脊柱炎"及"银屑病脊柱关节炎"产生浓厚兴趣。

主要原因有二：一为腰背痛及强直性脊柱炎等疾病在华人族群中相当多见，但长久以来被忽略。二是日本之医学研究在国际上享有盛名，但强直性脊柱炎及其相关之疾病却非常少见。因此，如果我能扎实地进行华人此方面疾病之研究，应能对风湿免疫的治疗具有贡献。

因此过去12年，我及相关之团队在台北荣总进行脊柱炎相关系列研究。最后发现台湾人口中20%～25%曾有或现有风湿病，而10%～15%曾有或现有腰背痛。而在所有腰背痛患者中，仅5%病患为强直性脊柱炎。

然而引起腰背痛之最主要原因包括因腰颈椎老化而引起的"退化性脊柱关节炎"、因外伤与骨松引起的肌肉病变或"压迫性骨折"、因发炎引起的"强直性脊柱炎"或"银屑病性脊柱关节炎"、因肌肉病变引发的"慢性肌肉疼痛症候群"、因细菌或结核菌感染引发的"感染性脊柱炎"等，想要治疗腰酸背痛，就要好好调整身体，包括维持良好之免疫、内分泌等系统，才能让脊柱及关节拥有健康。

本书选择"远离腰酸背痛"这个主题撰写，主要因为现代人有太多腰酸背痛的毛病，又因坊间有关的腰背痛丛书虽然不少，但多为翻译日本的保健书籍，且不一定为专业人士所作。

而且上述的症状虽然非常多见，但一般人常认为是小痛或慢性痛，不值得花时间去寻求诊疗，而延误了医治的时机。事实上，我常在医院给予患者心理建设："罗马不是一天造成的"，许多慢性痛如不有效处理，则小痛可变成大痛，如肌肉疼痛症候群。另外，慢性腰背痛可造成脊柱粘连及变形、残障，如强直性脊柱炎等。

《疏腰松背，强健骨骼》是笔者将累积超过30年以上（尤其最后十年）、有关腰背痛之临床经验撰写而出。随着本书即将付梓，期望通过本书的介绍，让一般民众清楚自己为什么会腰酸背痛，并对风湿免疫疾病有所理解。腰好才能拥有健康，事先的预防保健，重于日后的治疗。

Chapter 1

腰酸背痛与健康

.01 十分钟自我检测
腰酸背痛指数

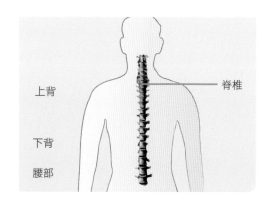

上背

下背

腰部

脊椎

我们常听见这个人喊腰酸、那个人喊背痛，这些不大不小的身体疼痛，很多时候我们都没有去在乎它，久而久之造成身体上出现这些平时不痛、痛起来要人命的症状，严重的还会让生活陷入困境中。

因此只要天气一作怪，医院门诊里的病患就挤得水泄不通。或者不谈天气，连我们生活压力大点，这些身体的警讯就会造成自己的困扰。

究竟这些问题是从哪来，又会发生什么症状呢？下列的表格是常见的腰酸背痛症状，请勾选自己符合的情形，测试的健康指数。

□ 全身容易虚弱、疲累，以及食欲不振，肌肉时常疼痛者。

□ 发烧，且伴有畏寒者。

□ 常在睡梦中因腰背痛而惊醒。

□ 任何关节出现红、肿、发热及严重疼痛等情形。

□ 容易在早晨醒来一小时内脊柱僵硬，无法动弹。

□ 眼睛容易畏光、视力模糊、眼睛红及疼痛，且伴有下背痛者。

□ 整只手指或脚趾会出现肿胀，严重时看起来像是香肠一样。

□ 容易因痛或疲劳而拒绝运动，或一般之社交活动。

□ 有骨折、软骨及韧带等任何部位的损伤。

□ 长期姿势不良，用力负重，体重过重等。

□ 身体疼痛部位一直有闷闷的、持续的阵痛，但又摸不着定点。

□ 背部常会疼痛、身体容易僵硬，因此运动会受限制，身体也常软
    弱无力。

□ 手肘打直或手背弯曲时，会引发疼痛。

□ 手无法梳到后侧的头发，也无法伸至背部抓痒。

□ 腕部弯曲时，会引起剧痛。

□ 大腿后侧、小腿下端以及足部容易疼痛者。

评估方式：

上述症状中，凡勾选一题"是"，则表示您可能容易引起风湿病或
腰酸背痛毛病。因此应该好好照顾身体，否则后续带来的困扰可说是不
可计数，建议应即早就医诊断。

为什么我们
会腰酸背痛?

许多人在出现腰酸背痛情形时,通常认为休息一下就好,但日积月累下来,反而让问题更加严重,才转而求助医生。或有另一种情况是有小病痛,但怎么查也查不出原因。也许您会问,究竟是什么原因,造成这些腰背痛的状况呢? 以下就让我们来了解。

痛得要人命的急性腰酸背痛

腰酸背痛症状的发生,通常可分为急性或慢性腰背痛两种。〔表一〕

常见之急性腰背痛可能为腰部肌肉挫伤或扭伤(如摔角、柔道等使用腰部剧烈之运动)。

另外,还可能因为脊柱关节内有突发严重的细菌感染、尿路系统有结石、腰椎椎间盘急性滑脱导致坐骨神经痛,及非常少见的包括尿酸引发之骶髂关节炎等等所导致的急性腰背痛,其中又以坐骨神经痛为急性症状的主要病症。

〔表一〕

腰背痛原因
1.肌纤维炎、肌肉性疼痛
2.退化性关节炎
3.腰椎间盘脱出症
4.骨质疏松症、压迫性骨折
5.强直性脊柱炎
6.原发或转移性肿瘤
7.腰背扭伤或外伤
8.心因性疾病
9.肾结石

（表二）

急性腰背疼痛 — 美国 （1991）

1.7.6% - 有急性症状 （＜3个月）

2.39% - 寻求医疗照顾

3.坐骨神经痛为主要之疼痛 原因

这些症状，约占腰酸背痛人数的7%，却只有40%的人懂得寻求医疗的照顾。也就是说，有半数以上的人总是以为休息就会好，或者相信一些道上偏方，反而让问题更加严重。（表二）

这诸多急性疾病若未作有效之处理，日后可能衍生出更多的慢性腰背痛等毛病，让正常生活为之变色。

另外，忙碌的现代人生活也因压力过大、神经紧张，甚至是因为电脑化的时代来临而必须久坐办公室，这些都是现代人出现腰酸背痛症状的原因。

根据美国的研究显示，空军飞行人员的腰背痛比率可高达总人数的39％，原因在于这些人因为长久飞行，而需长久保持同一个姿势，因而衍生肩肌腱发炎、腰背肌肉性疼痛或膝关节疼痛等，需要长期的复健及治疗，不但浪费社会成本，也使患者非常不舒服。（表三）

（表三）

美国空军人员腰背 痛 — 年轻者

1.腰背疼痛 ——39%（物理性）

2.肩肌腱炎——15%

3.踝关节扭伤——12%

4.肌纤维炎——8%

5.膝关节痛——8%

花费270万美元

潜藏隐忧的慢性腰酸背痛

有别于急性腰背痛，"慢性下背痛"（chronic low back pain）在临床上的定义，简言之，部分病患就是时常喊痛，且超过三个月，但情形又没有严重到必须就医的一群人。

这些人最常见的为肌肉性疼痛，其中包括肌膜疼痛（myofascia pain）及肌肉疼痛症候群（Fibromyalgia）等。

此类疾病多发于中老年女性，主要因为这些人平时工作压力大、工作时间长，导致睡眠品质不佳，且性格极端比较自我等。

事实上，慢性下背疼痛的患者中，少数病患为脊柱关节病变，如"强直性脊柱炎"或"银屑病脊柱关节炎"等。（表四）

脊柱关节病变
1.强直性脊柱炎
2.雷特氏症候群（反应性关节炎）
3.银屑病关节炎
4.发炎性肠道病变
5.幼年型脊柱关节病变
6.非典型（或无法分类）之强直性脊柱炎或脊柱关节病变

另外，"发炎性下背痛"之患者，易发生在有家族史的年轻男性。腰背疼痛常在夜间或清晨发生，不但会影响睡眠，而且起床时会有典型的晨间腰部僵硬，时间超过30分钟以上，多数在使用消炎镇痛剂及适当之运动后可减轻症状。

而在老年人中，有许多可能因腰椎退化性关节炎所引发，包括前述椎间盘突出，或椎间管内狭窄、脊柱上下咬合关节发炎、脊柱椎体内移或外移、有骨刺（图01）、椎间盘是否滑脱或椎间管内是否变窄（图02）等现象，造成腰部酸痛的毛病。

除此之外，其实有30％腰背痛的人无法找到任何身体内之病灶，他们可能是因为压力过大的精神疾病所导致，包括焦虑、慢性疲劳综合征、忧郁症、精神分裂、偿性神经官能症等，使得神经传导系统异常。

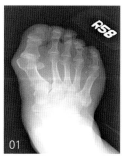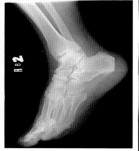

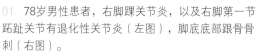

01. 78岁男性患者，右脚踝关节炎，以及右脚第一节跖趾关节有退化性关节炎（左图），脚底底部跟骨骨刺（右图）。

02. 64岁女性强直性脊柱炎患者，腰椎第3～5节退化及腰椎间盘空间狭窄（如红色箭头所示），尤其第4～5节有腰椎向内滑脱症（如蓝色箭头所示）。

建议根本处置之道是改善压力，因为仅使用消炎止痛药，并无法达到好的效果。

腰酸背痛是仅次于感冒的流行通病

您常有腰酸背痛的毛病吗？您是哪一型的腰酸背痛呢？

根据一项在上海、无锡、深圳等地对1197位中年人健康状况的调查结果显示，认为经常腰酸背痛的人占被调查人群总数的62%。腰酸背痛在城市新兴行业人群中的发病率为10%～20%，在某些行业中更高达

（表五）

美国风湿病盛行率

下背痛
约5900万人口

颈痛
约3000万人口

退化性关节炎
约2700万人口

肌膜疼痛症候群
约500万人口

痛风
约300万人口

类风湿关节炎
约130万人口

脊柱关节炎
约6000人口到240万人口

（表六）

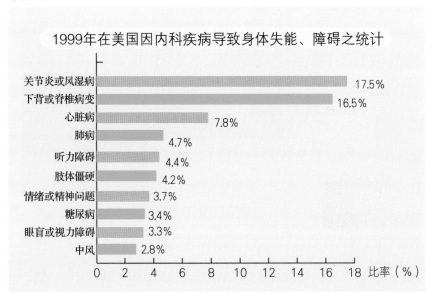

1999年在美国因内科疾病导致身体失能、障碍之统计

关节炎或风湿病 17.5%
下背或脊椎病变 16.5%
心脏病 7.8%
肺病 4.7%
听力障碍 4.4%
肢体僵硬 4.2%
情绪或精神问题 3.7%
糖尿病 3.4%
眼盲或视力障碍 3.3%
中风 2.8%

0　2　4　6　8　10　12　14　16　18　比率（%）

关节炎与腰背痛在身体失能、障碍人口中所占之比率

50%。科技、新闻、广告、办公室人员、教师、演艺人员、出租司机、售货员、家庭妇女等都是腰酸背痛的高发人群。

调查研究也发现，人的一生中，腰背痛之率高达51%到84%，其中最常发生腰背痛之年龄是介于50岁到65岁之间。

目前腰酸背痛已被认定为是继感冒之后的第二流行病。最近在美国研究，有5900万人曾有下背痛〔表五〕，而因慢性疾病所导致之残障，其中排名第一即为关节炎及风湿症，第二名则为腰背痛〔表六〕。而英国研究在1997～1998年间，腰背痛之人数亦增加10%左右。

从资料上，我们即能清楚了解，一个人一生中腰背痛比率相当高，这些疾病会造成我们生活功能的减损，因此不可掉以轻心。

造成腰酸背痛的病症

所以，这些急慢性的腰酸背痛症状，究竟是由哪些原因引起的呢？下列疾病即是造成我们腰背痛的主因：〔表七〕

〔表七〕造成腰酸背痛的主因

肌纤维炎、肌肉性疼痛	强直性脊柱炎或银屑病脊柱炎
退化性关节炎	原发或转移性肿瘤
腰椎间盘脱出症	腰背扭伤或外伤
骨质疏松症、压迫性骨折	心因性疾病
肾结石	感染性脊柱病变

这些病症所引起的腰背痛大多为慢性，但因大多数人未能接受完整而有效的治疗，因此在身体上除有疼痛不适外，也会造成生活品质不佳，如身心压力而产生的精神异常，包括焦虑及忧郁症等（约有20%）。另外，也无法胜任日常工作，常需请假，导致个人经济损失及国家生产力下降等。

腰酸背痛
带来的警讯

您知道，光是腰酸背痛一个症状，在就诊时就分成许多科，如骨科、风湿科、复健科、神经外科等科别。但您是否知道，风湿病与腰酸背痛有什么关系？以下就让我们来了解。

腰酸背痛多半与风湿病相关

最初医学对风湿病的认识，主要用来描述全身酸痛或疼痛的一类疾病。但随着医学科学的发展，概念范围变得更广，几乎包括所有影响到骨关节及其软组织等的一大类疾病，如类风湿关节炎及骨质疏松症、肌腱炎、痛风、坐骨神经痛等。

现代医学认为，风湿病的病因，包括遗传基因及感染、代谢异常、退化、内分泌因素及免疫等原因。许多风湿病，可能因免疫系统异常所引发，最常见之疾病除了类风湿关节炎（可出现类风湿因子，身体内存在对抗IgG之抗体），即为系统性红斑性狼疮（此为身体大量产生不正常抗体所导致，如抗DNA抗体）。而狼疮病易引起关节炎或其他骨关节病变。

风湿病其实可分为两大类，一为关节炎，一为软组织炎。下列提供风湿病症之分类以作为参考：〔表八〕

（表八）

发炎性关节病变	类风湿性关节炎、红斑性狼疮、某些其他自体免疫疾病
	痛风关节炎、假性痛风、Apatite等晶体所引发的关节病变
	强直性脊柱炎、反应性关节炎、银屑病关节炎
	感染性关节炎、结核菌关节炎等
非发炎性关节病变	退化性关节炎、外伤性关节炎等
	各种新陈代谢异常所引起的关节病变，如Wilson氏病等
	肿瘤相关症候群（paraneoplastic syndrome）
软组织风湿症	肌膜疼痛症候群、肌风湿症、网球肘、五十肩、妈妈手、跟腱炎
背痛	物理性（腰背使用过度）
	发炎性（强直性脊柱炎等）
	神经性（坐骨神经痛等）
骨病变	先天性、先天性关节异常、胶原纤维代谢异常
	骨质疏松症、老年性或类固醇引发之骨病变
	Paget's disease

腰酸背痛可能是脊柱关节炎所引发

按照国外及我曾作之流行病学调查，骨关节疼痛是世界性常见之疾病，其中风湿病占所有人口之比率高达20～30％，亦即约有1/5或1/4人口曾有或现有风湿性疼痛。这些关节炎或风湿性疼痛具有发炎性及物理性

的分别。（表九）

关节炎最常见的包括类风湿关节炎、强直性脊柱炎、痛风关节炎、细菌或结核菌关节炎及退化性关节炎等，而这些都跟人体骨骼关节是否正常运作息息相关。

骨关节疼痛

1.世界性常见之疾病
2.20%~30%人口曾或现有风湿病
3.关节炎或风湿痛
4.发炎性或物理性

（表九）

认识全身的脊柱

全身脊柱由33～34块脊柱骨连接而成，分成七节颈椎、十二节胸椎、五节腰椎以及荐椎及尾椎的一S型曲线（图03），和中间起缓冲作用的椎间盘组成，通过韧带和上下咬合的小脊柱关节而固定。

因此脊柱结构中包括上下、左右各有两个咬合之关节（Facet joint或apophyseal joint）（图04、05），此可负责脊柱活动弯曲之功能。当有任

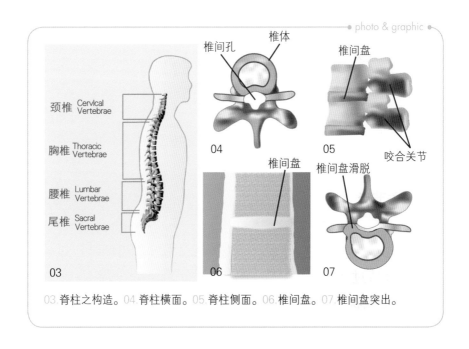

● photo & graphic ●

03.脊柱之构造。04.脊柱横面。05.脊柱侧面。06.椎间盘。07.椎间盘突出。

何引起此咬合关节病变时，病患即会感觉到腰背痛的症状。而当椎间盘〔图06〕滑脱时，经压迫脊髓神经而造成坐骨神经痛〔图07〕。下面列出常见的关节炎分类：〔表十〕

关节炎的分类表	
病名	可能致病原因
退化性关节炎	老化、外伤
类风湿关节炎	自体免疫、类风湿性因子、感染
强直性脊柱炎	HLA B27、感染
痛风关节炎	高尿酸、家族、肾病变
细菌性关节炎	感染
反应性关节炎	感染、免疫
银屑病关节炎	HLA 基因、感染
外伤性关节炎	外伤
肿瘤相关性关节炎	肿瘤抗原、免疫

而上述常见之关节炎中，近二十年来变化较多，亦即病患数逐年增加者，为痛风关节炎及退化性关节炎两种。

脊柱退化性关节炎

常引起此咬合关节病变或骨头增生的，是"脊柱退化性关节炎"。此病主要病变部位为关节腔内软骨，而当软骨本身有病变时，即会造成软骨内细胞释放过多的不正常细胞激素，这些蛋白会破坏软骨及基质（matrix），造成软骨的磨损及破坏。

当软骨被破坏后，身体内的另一平衡机制，即造骨细胞(osteoblast）之活性会加强，来修补这些软骨的磨损与破坏之处；但却常因骨质增生太多，而使得原先的关节腔，因硬骨的增加而变得狭窄，引发疼痛及活动受限。且关节周边之骨头会形成骨刺，此时即形成所谓退化性关节炎（图08、09）。或如椎骨椎间孔（脊髓内神经通过之处）变小时，也容易压迫到脊髓或其周边神经，导致神经性疼痛（Radiculopathy）（图10）。

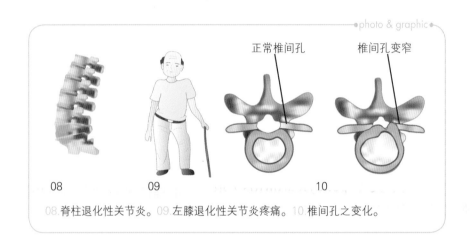

●photo & graphic●

正常椎间孔　　椎间孔变窄

08　　　　　09　　　　　　　10

08.脊柱退化性关节炎。09.左膝退化性关节炎疼痛。10.椎间孔之变化。

因此这类疾病多为年龄老化的老人，关节之软骨亦渐渐退化，尤其是膝关节、手及腰颈椎等部位，形成所谓的退化性关节炎（degenerative joint disease）或骨性关节炎（osteoarthritis）。

在国外，已有不同之流行病学统计分析发现，退化性关节炎在美国人口中，30岁以下仅10％，但如果是60岁以上则高达40％，80岁以上约70％～80％皆有此退化性关节炎。

血清阴性脊柱关节病变（Seronegative Spondyloarthropathy）为常见的一种疾病，此家族疾病包括有强直性脊柱炎、反应性关节炎及银屑病关节炎等。（表十一）

此类疾病之共同特征包括：多发于年轻男性、与免疫遗传基因HLA – B27有密切之关系。

此病家族倾向亦相当高，临床症状常出现者包括下背痛、周边关节炎、骶髂关节炎、肌腱附着点发炎、趾骨炎及虹膜炎等（表十二）。目前治疗仍以NSAIDs（非类固醇消炎药）为第一线药物，如效果差则可选用TNF-α抑制剂，包括etanercept及Adalimumab等药物。

脊柱关节炎

脊柱关节炎（spondyloarthritis）最常见的两种疾病，分别为"强直性脊柱炎"（Ankylosing spondylitis，简称AS）及"银屑病关节炎"（psoriatic arthritis）。

事实上，此两类疾病除了可侵犯脊柱之咬合关节外，尚可侵犯周边关节（图11），尤其是下肢之关节（图12）。

最早期之病变其实是在肌腱附着于骨头之处（enthesis），如脚跟骨处（图13），它又常侵犯肌腱韧带（tendon，ligament），引起肿胀疼痛（dactylitis），俗称为香肠指或趾

（表十一）

血清阴性脊柱关节病变涵盖疾病

1.强直性脊柱炎
2.雷特氏症候群（反应性关节炎）
3.银屑病关节炎
4.溃疡性大肠炎并发脊柱关节病变
5.无法区分之脊柱关节病变

（表十二）

血清阴性脊柱关节炎病患其临床之共同特征

1.类风湿因子阴性
2.高家族遗传倾向
3.HLA – B27基因阳性
4.骶髂骨关节炎
5.口腔黏膜及眼睛病变
6.男性较多
7.先前有临床症状及未有症状之感染
8.多发下肢不对称之关节炎，包括踝、膝及髋关节部位
9.脚跟附着点发炎

（sausage finger或sausage toe）。较会扩散到身体胸、颈、腰、脚跟、大腿骨、骨盆腔等，而造成多处疼痛。

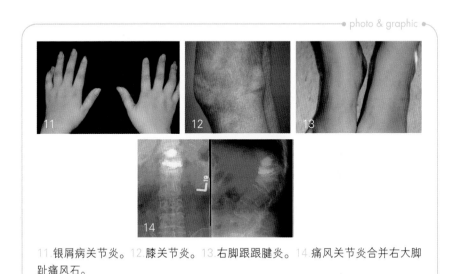

11.银屑病关节炎。12.膝关节炎。13.右脚跟跟腱炎。14.痛风关节炎合并右大脚趾痛风石。

除此之外，尚可引起骨的增生，如脊柱每节可形成骨赘（syndesmophyte），类似退化性关节炎之骨刺，痛则要开刀。但如腰椎每一节皆有骨赘上下连接，则形成竹子腰（bamboo spine）。此时腰椎前屈、侧屈、后仰之功能亦变差。如再加上下脊柱之咬合关节亦粘连，则要行动可说是难上加难。严重时会形成佝偻症。

另外在脊柱关节炎病变中的一项重要疾病为"银屑病关节炎"（图11）约有30％～50％银屑病关节炎会侵犯

（表十三）

痛风为何在大餐后发作

1.晚餐 - 大餐（肉、海鲜）
2.宵夜 - 饮酒、不醉不归、醉后发作
3.尿酸值

	大餐	酒
8	→ 9 →	11
无症状		痛风发作
		（＞ 10.5）

脊柱，引起腰背痛。另外这病症显现在临床上，可分为侵犯多发性关节、少发性关节、远端关节、脊柱及变形严重等。

现代帝王病 —— 痛风

当人类的生活型态及饮食习惯改变，寿命愈延长时，就会出现愈多的慢性病，如糖尿病、高血压等。这些疾病导致肾病变或肾功能不良时，尿酸亦会增加，因而产生所谓的"痛风"帝王病。

根据研究显示，痛风关节炎[图14]之逐年增加，是有其背景因素。这些症状总会在清晨或半夜发作，主要因为晚餐大鱼大肉，外加宵夜饮酒，或在空腹时饮酒，都会让尿酸值飙升，导致痛风发作。这些都源自于现代人紧张、压力大的不良生活品质。（表十三、十四）

（表十四）

痛风及喝酒之关系	
酒精浓度	痛风危险性
1014.9 gm/ day	1.2
1529.9 gm/ day	1.49
3049.9 gm/ day	1.96
>50 gm/day	2.53
啤酒饮用量	增加发作几率
355 ml/day	49%

不可不重视的软组织病变

有关软组织病变，包括上下背、腰部肌肉性疼痛、肌膜炎、网球肘、妈妈手、五十肩等肌腱炎等。不要小看这些小病，据国内研究，这些罹患人口比率，还高于上述之关节炎。

+04 医疗现场Q&A

　　您可能曾因为腰酸背痛而就医，但您知道该挂哪一科吗？光是腰酸背痛这一项，就能看一般外科、风湿免疫科、骨科、复健科、神经内科、神经外科，以及中医或外面坊间之跌打损伤科别等。

　　凡此种种，真是令人眼花缭乱，不知如何选择。而且人们常因寻求不正确之科别而耽误治疗，没有得到实际上的帮助，还服用了不该服的药物，导致严重的并发症。

　　针对腰酸背痛的症状，"看对科别"是很重要的。在此提供十二大腰酸背痛Q&A，让您知道该如何去应用。

Q：因为运动引发的腰酸背痛，要怎么改善呢？

A：可热敷或电疗止缓疼痛，或使用简单的止痛剂，大部分可改善。但如果持续疼痛三天以上，则需进一步了解是否为压迫性骨折或椎间盘脱出问题，可找骨科、神经外科或风湿科求诊。

Q：除了腰背痛毛病外，还有下肢麻木疼痛、无力等症状，是什么毛病呢？

A：除了需考虑为坐骨神经痛及神经根被压迫之疾病外，尚需长时间卧床休息，且需做些物理治疗（如牵引等）。如经过六星期后，疼痛一直持续存在且无好转，影响行走或日常生活，则建议找骨科或神经外科进行手术，以改善神经压迫症状。

Q：有骨松就一定会骨折吗？

A：老年人多发骨松，因此如果您还年轻，就尽量多保存一些骨本。在此提醒，因骨松造成的骨折，有时可能为非常严重的急性腰背痛，但长期下来亦可能转成慢性腰背痛。

当确定为压迫性骨折时，建议病患先挂骨科（脊柱外科）或神经外科，视情况打骨泥或进行钢钉固定等之手术治疗。待症状稳定时，则可由风湿科、复健科、骨科或神经外科、新陈代谢科及妇产科等相关科别，给予改善骨松之药物治疗。

Q：医生说我是肌肉疼痛症候群，是真的吗？

A：如果您要确定是否为误诊，可试试按压全身（包括上下背、手肘、膝关节、臀部等）18个压痛点（图15）。如超过11个点以上疼痛，且病程超过3个月以上，则必须考虑有可能为慢性肌肉疼痛症候群（fibromyolgia syndrome或myofascial pain）。

此类疾病常被误诊为类风湿关节炎或一般之肌腱炎，但其实此疾病并非难以诊断。因为它可能为原发性，另也有可能为类风湿关节炎或红斑性狼疮并发此病。

如未治疗得当，可能造成后续难以处理之疼痛。故早期宜采用消炎药外，必须加入调节神经传导系统之药物，如曲马多（Tramadol）、Neurotin等。总之，此病通常不建议看骨科或神经外科，建议的科别为风

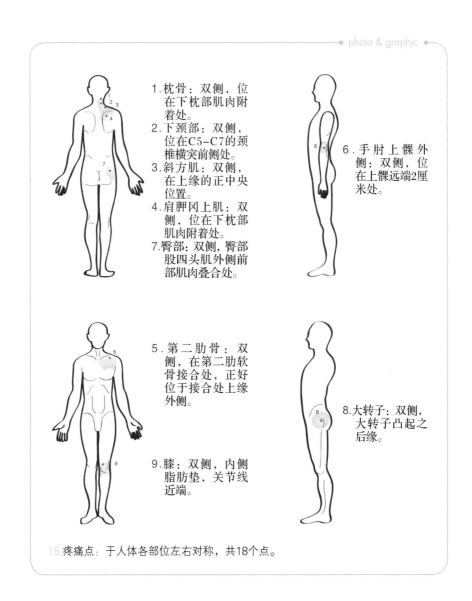

1. 枕骨：双侧，位在下枕部肌肉附着处。
2. 下颈部：双侧，位在C5–C7的颈椎横突前侧处。
3. 斜方肌：双侧，在上缘的正中央位置。
4. 肩胛冈上肌：双侧，位在下枕部肌肉附着处。
7. 臀部：双侧，臀部股四头肌外侧前部肌肉叠合处。

6. 手肘上髁外侧：双侧，位在上髁远端2厘米处。

5. 第二肋骨：双侧，在第二肋软骨接合处，正好位于接合处上缘外侧。

8. 大转子：双侧，大转子凸起之后缘。

9. 膝：双侧，内侧脂肪垫，关节线近端。

15. 疼痛点：于人体各部位左右对称，共18个点。

湿免疫科、复健科及神经内科或精神科。

Q：我是老年人，通常腰酸背痛是什么疾病呢？

A：如您的年龄大于60岁，常有下背痛，其中最多见的病因仍为腰椎退化性关节炎。此退化性关节炎最多发之部位为颈椎第5～7节及腰椎第3～

5节，常表现之问题为腰颈椎长骨刺、椎间孔狭窄、脊柱上下咬合关节磨损及狭窄、脊柱椎体移位、椎间盘滑脱，或椎间盘退化及狭窄等造成的腰背疼痛。可寻访风湿科、复健科、骨科或神经外科等相关科别。

Q：我曾得过慢性发炎性腰背痛，最近又更严重了，该挂哪科呢？

A：一般发炎性腰背痛之表现为在休息中（包括睡眠或久坐）时疼痛易加重，故半夜或清晨疼痛是其特征，同时明显晨间僵硬。起床后运动可得到改善。

然而发炎性腰背痛最常见之疾病为强直性脊柱炎，此病约30%～50%的机会，会并发下肢周边关节炎，以踝、膝关节侵犯最多。最常见之发作部位为两侧骶髂关节、臀部及中央脊柱处。

在使用非类固醇抗发炎药物（NSAIDs）后，70%～80%疼痛可得到明显缓解。如需要看医生，可求诊科别为风湿免疫科及复健科。除非患者有严重之髋关节病变需要手术，原则上不需去看骨科。

Q：我有原发性肿瘤或转移性肿瘤，但要怎么减轻腰酸背痛的疼痛呢？

A：持续且严重的腰背痛，有可能为原发性肿瘤或肿瘤转移。原发性肿瘤在手术后，症状会迅速缓解，而许多腺癌如女性乳腺癌、子宫颈癌、肺腺癌、甲状腺癌等，皆易转移至脊柱骨。

早期可能无明显之症状，然当转移性肿瘤在脊柱椎体或椎间盘继续扩大增生时，即可能造成脊髓压迫或椎体破坏等导致骨折之严重症状。转移癌之脊柱病变可使用止痛剂，包括吗啡等来减轻疼痛。如癌症病灶对放射线敏感者，可考虑使用放射线疗法（如钴60等），此亦可让病患之脊柱疼痛得到短时间的缓解。

当病患有原发性肿瘤或转移性肿瘤，除了早期看骨科、神经外科外，最需寻求肿瘤科或放射治疗科之帮助。

Q：听人家说除了腰背痛外还并发血尿，就是痛风吗？

A：不是的。当有非常严重之左侧或右侧腰痛，且疼痛从腰往下蔓延，剧烈难以忍耐时，此则为典型之肾结石或输尿管结石所引发之痉挛性疼痛，可并发血尿症状。如做腰部X光或作超声波检查时，可能发现白色钙化之结石。此种尿路系统之结石，有时需使用吗啡注射方可缓解，除了内科治疗，有时需使用碎石机或外科手术治疗。

Q：我发生急性腰背痛并发发烧或尿频，是正常的吗？

A：当您有一侧腰痛，且并发有发烧，发病前2～3天，有尿急或尿频现象等症状，通常为尿路系统感染，且在腰痛之前可能先有膀胱之感染。

此时如检测小便，可发现尿中白血球明显增加，培养尿中细菌多半可找到病原细菌。常引发之细菌为革兰氏阴性菌（如大肠杆菌等）。

一般而言，即早使用抗生素7～10天，大部分可有效控制。当肾脏发炎肿胀减轻时，腰痛自然可以改善。如要门诊时，可请肾脏科或传染病科医生优先照顾处理。

Q：听人家说腰酸背痛还要看精神科，真的吗？

A：任何腰酸背痛之生理病变，经由检查或临床问诊可作最后之确认。但事实上有20～30％之慢性腰背痛，在接受所有检查后都完全正常。就诊者表现在外除了腰背痛外，尚有焦虑、紧张或忧郁等症状。此时必须看精神科（或身心科），服用精神科相关之药物，病患反而会觉得症状改善较为明显。

Q：月经期间腰酸背痛是为什么？

A：可能是月经不调引起的，一般以使用食疗、按摩、药物等方法，帮助促进卵泡的正常发育，改善生理功能，让月经恢复正常生理规律。月经期间注意保暖，防止着凉，不食生冷食物，不过于劳累，保持心情愉快。另外，也有可能是盆腔炎症引起的，这就需要患者去医院进行检查，针对病因积极治疗。

Q：怀孕期间腰痛，该怎么办？

A：女性怀孕后，随着孕期增加，子宫慢慢增大，腰部支撑力不断增大，子宫圆韧带因长时间被牵拉而松弛，导致骶棘韧带松弛，压迫盆腔神经、血管，使不少准妈妈感到腰酸背痛。这种腰痛一般随着产后腰部肌力的恢复可逐渐消失。孕早期、孕中期和孕晚期的腰痛是有病因差异的，妊早期这一阶段的腰痛不会很严重，疼痛比较轻微，多为腰酸背痛。这一时期的腰痛往往是由子宫后倾、压迫直肠和韧带造成的，孕妈咪不必紧张。

为了预防孕期腰痛，孕妈咪应该从孕早期开始做散步等适当运动，以加强腰背部的柔韧度。同时要注意保暖，避免背部受凉。一旦发生腰背痛应注意休息，避免长时间的站立和步行。腰痛严重的，可用腹带托起增大的子宫，减少腰肌张力。症状轻微者，可通过按摩来缓解疼痛。另外，也可以做局部热敷，用热毛巾、纱布和热水袋都可以，每天热敷半小时，也可减轻疼痛感觉。

另外，饮食上也要多注意，平时多吃些有营养的食物，比如骨头汤等，不要吃含脂肪量太高的食品。在孕期，由于胎儿的快速发育，孕妈咪很容易缺乏各种营养及矿物质，特别是钙、维生素和铁等，一旦缺乏就很容易引起腰痛。当腰痛伴有腿"抽筋"、坐骨神经痛时，除了赶快补钙、补维生素B_1以外，还要及时咨询医生，寻求帮助。

Chapter 2

您经常感到
腰酸背痛吗？

案例一

达智照说70岁是人生才开始的阶段，但因年轻时常作粗重工作，且曾有数次腰外伤，晚年时常感到腰酸背痛，而使人生陷入阴暗。此疼痛时间长达一年之久，经他人介绍到风湿科求诊。

在经过X光及核磁共振照射后，发现腰椎往内移，椎间盘有轻度滑脱（herniation），且第五腰椎之椎间孔（spinal canal）有明显狭窄（spinal stenosis），难怪他会时常感到生活行动上的不便，关节活动力变小。因上下咬合关节明显狭窄及周边骨刺的形成，当运动压到神经时，就会疼痛难当。

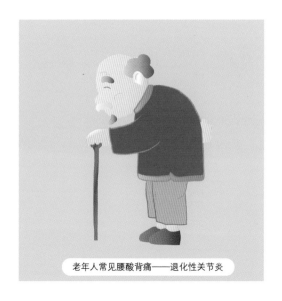

老年人常见腰酸背痛——退化性关节炎

最后他被诊断为腰椎退化性关节炎，并发椎间孔狭窄、咬合关节退化性病变，与轻度第五腰椎及第一荐椎之椎间盘脱出症（图01）。在经过内科药物及复健治疗后，情形已略有改善。

案例二

恩雅老太太，已是上了80岁年纪的老人，原先患有类风湿关节炎，长期服用类固醇治疗已有五年以上，先前曾有下背痛病史，但症状轻微，可能因姿势不良或长期紧张而导致此慢性腰背痛。

先前经X光照射显示，在腰椎及颈椎有明显巨大之骨刺。然而近半个月来突有严重腰痛，让她躺在床上翻身及起床皆有困难。因为会有剧烈疼痛，让她急忙到急诊室求诊，原来是腰部腰椎有严重压迫性骨折。最后诊断为腰椎退化性关节炎并发骨松，及第1、2腰椎压迫性骨折（图

02）。

在给予止痛剂、复健及使用治疗骨松之药物（Forteo）后，她却因为受不了腰背痛，在三个月后明显放弃，让她人生因此变成黑白。

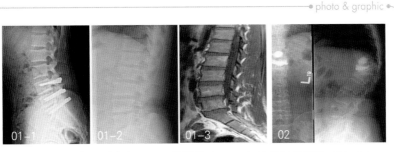

• photo & graphic •

01.腰退化性关节炎并发第4、5腰椎滑落〔01-2〕及椎间盘脱出〔01-3〕。
02.腰椎退化性关节炎并发骨松，及第1、2腰椎压迫性骨折的案例。

根据国外风湿病期刊研究报告，退化性腰椎关节炎是现代人腰酸背痛的主要病因。发生退化性腰椎关节炎的年龄层很广，但大多数集中在中老年人，病人常会有腰算背痛，尤以晨起、久坐或过度运动、劳累时更明显。若是坐骨神经被骨刺或肿胀的骨头、关节压迫时，就会产生下肢的麻木及肌肉无力。

有些病人骨刺很严重，使得脊柱内腔变狭窄，造成脊柱内腔狭窄症，病人会抱怨走一段路后，便感到腰背痛或下肢麻木、疼痛，此时只要坐一会儿，症状就会改善。

一般X光检查可以见到骨刺、脊柱间隙变窄、脊柱侧弯或滑脱。不过，X光的变化跟临床症状不一定有关系，有些人需利用计算机断层扫描或磁振造影等来评估脊柱内腔及神经的情况。

+01 什么是退化性关节炎?

　　退化性关节炎为罹患人数最多的关节炎病变，主要原因是人类的寿命延长，而造成身体机能上的退化。

　　目前在美国50岁以上的人口中，超过2500万人拥有此项疾病，亦为男性无法胜任工作之疾病第二位，可见它的影响力不小。

　　而在退化性关节炎中，膝退化性病变多发在70~80岁之老年人，且80％会受到影响。每年在美国，就有15万人接受膝关节手术（图03）。

　　造成退化性关节炎的主要病因，发生在关节内软骨。因为软骨本身的病变，细胞释放过多的不正常细胞激素及蛋白水解酶（protease）而导致

photo & graphic

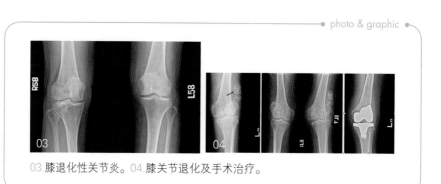

03.膝退化性关节炎。04.膝关节退化及手术治疗。

软骨破坏及软骨下硬骨增生、关节变窄、长骨刺等，连带关节整个破坏粘连，尤又以膝内侧破坏较严重，最后必须以动手术治疗解决〔图04〕。

膝退化性关节炎可分为物理性与发炎性。一般而言，物理性膝退化性关节炎，通常疼痛在运动时加重，休息时会减轻。而发炎性之退化性关节炎，通常膝关节会积水，疼痛在休息时亦可能发生。此类关节炎如作滑膜切片检查，可发现许多发炎细胞在滑膜组织内。另外，滑膜上皮细胞增生及血管增生，常与类风湿关节炎无法区分。发炎细胞可产生第一介白质、肿瘤坏死因子及蛋白水解酶，可造成骨关节、软骨等的破坏及磨损。

为什么会有退化性关节炎？

目前认为，与退化性关节炎之发生有关的病因，包括：〔表一〕

年龄：

随着年纪增加，关节内的软骨水分会流失，破坏关节软骨结构组织。因此年龄是造成退化性关节炎的必要因素。

基因：

根据国外研究，退化性关节炎的家族倾向颇高，尤其又以手部与髋关节之退化比例最高，但膝退化性关节炎除外。因此如果家里曾有罹患退化性关节炎之亲属，得到退化性关节炎

〔表一〕

退化性关节炎的病因	
部位	病因
手指的远端及近端关节	基因种族
髋关节	基因
膝关节	外伤、膝承受重力
腰关节	外伤、腰负重

的几率也会偏高。

种族环境因素：

经研究调查发现，北半球的爱斯基摩人很少得到风湿病，但当他们移居到欧洲或美洲等其他地区时，风湿病之盛行率往往明显增加。这种现象让我们知道退化性关节炎会因环境因素，包括气温、饮食等变化，而受到影响。

如这群人原本食用的是海中动物如鱼、虾等，久而久之，身体内会累积大量不饱和脂肪酸，而这些不饱和脂肪酸会影响前列腺素E（PGE）之产生。然而前列腺素E与关节炎有密切关系，故减少PGE即可减少关节炎。

另外，依国外与个人之经验显示，华人退化性髋关节病变，明显较白种人为低，此可从国内骨科医生手术之退化性关节炎病例中得到证实。事实上，国内许多退化性髋关节炎皆为次发性，即患者髋关节可能先前有外伤，或股骨头缺血性坏死，或细菌性关节炎等。其实，上述病变侵犯到髋关节，最终的病理变化，仍是退化性关节炎。由此我们可以知道，种族因素也是影响退化性关节炎产生的因素之一。

其他因素：

包括停经后妇女荷尔蒙之变化，或高血糖、高血脂症，亦可能与退化性关节炎有关。但此部分仍不完全清楚，尚需未来之研究去证实。

加速关节退化的因素

另外运动伤害与车祸伤害，为退化性关节炎发生之相当高的危险因子。如因腰或膝外伤，可使得关节内软骨破坏（如膝之半月状软骨），或周遭之肌腱、韧带拉伤或断裂。

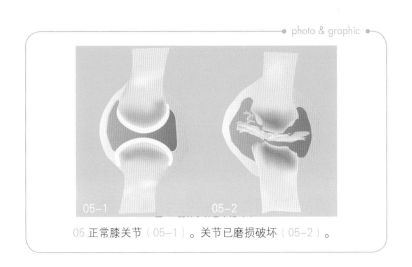

photo & graphic

05.正常膝关节（05-1）。关节已磨损破坏（05-2）。

而维持关节活动之肌腱受伤，或维持关节稳定之韧带破裂，皆会导致关节或骨头之稳定性不正常，软骨被破坏。因此对关节之保护作用流失。而关节软骨下硬骨因承受了不正常之力量，导致关节加速破坏，形成所谓"退化性关节炎"（图05）。

究竟，哪些因素会影响退化性关节炎的发生呢？

肥胖：

因体重过重，让腰部承受过多重力，膝关节负担增加，皆可能造成腰或膝的退化性关节炎。因此如果您是肥胖体质，也比较容易罹患退化性关节炎。

职业或工作因素：

很多人都以为退化性关节炎是因为年龄而产生，但事实上，长久不当的生活习惯也会引发。

约30年前，我曾做过一项研究。当时在矿场工作之矿工，明显因为在矿场内一直以蹲姿不停地工作，使得膝关节长久以来承受过多身体之重量，故膝退化性关节炎较一般人为常见。

另外，长期伐木工人或使用电钻锯木或钻洞者，因长期震荡，也会使得关节退化，形成腕、肘关节等非常少见之退化性关节炎。

慢跑

国外虽有报告倾向认为，慢跑易造成软骨损伤，但亦有报告认为慢跑并不影响关节，此部分尚未得到证实。

关节内滑膜炎（synovitis）

以前认为退化性关节炎为非发炎性的关节病变。其实近年来免疫学及病理学研究皆证实，退化性关节炎有许多患者之关节滑膜部位，呈现许多发炎细胞浸润、组织破坏现象。而关节积水内之细胞激素（包括TNF-α、IL等），皆明显高于血液值。

另外，局部滑膜细胞或软骨细胞会产生大量之基质蛋白水解酶（如MMP），此酶会破坏、侵蚀滑膜周边之软骨、硬骨，造成疼痛。另外，尚有一种酶（aggrecanase），亦可破坏软骨内之基质蛋白糖分子，这些都是影响退化性关节炎的因素，要特别注意。

02 退化性关节炎之自我检测

退化性关节炎最易侵犯人体之部位为手指，包括远端及近端关节、膝关节、第一大脚趾、髋关节，及颈椎与腰椎等部位。但全国有腰酸背痛毛病的人，也只有10%有就医纪录，原因在于一般人认为腰酸背痛并不是急症。因此如果我们要在家护理，究竟要如何自我检测退化性关节炎的发生呢？

远端及近端指关节

这类型的退化性关节炎为最常见的一种，为基因、种族因素所造成。如果您最近经常关节疼痛，偶尔会晨间僵硬，但此晨间僵硬时间不长，约数分钟，且关节表现除疼痛外，有时可出现轻微水肿、会压痛

●photo & graphic●

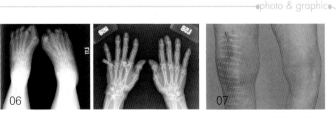

06 指与趾关节远端及近端退化性关节病重。07.膝退化性关节炎（内翻），右膝已做过人工关节。

等，而您又是50~80岁的妇女，就要小心是否罹患退化性远端及近端关节炎了。

部分病患未有关节肿胀，却表现为关节突出，呈结节状，这亦是此病之征兆，且此突出之结节已无法消除。照X光可发现骨头增生，往外突出，形成骨刺，有时出现关节磨损。另外，有些骨头增生（图06），容易出现在第一指或趾骨与腕关节交界之关节处（1st carpal- metacarpal joint）。

膝关节

如果您体重超重、经常呈现蹲姿或行走及爬山等运动时间过久，则可能使膝关节承受过多重力，而导致年迈时发生退化性关节炎的几率大增（图07）。

目前发现运动选手、长跑者、膝上下骨排列异常者、膝盖骨曾异常、内十字形韧带曾受伤或断裂、滑膜内增生瘤、罹患黏液囊炎或肌腱发炎等患者，都是比较容易罹患膝退化关节炎的主要患者。（表二）

膝关节为身体内相当大之关节，承受了人的全身身体重量。除可支撑身体之重力外，最重要的为行走及运动，是不可或缺之关节，因此需要好

（表二）

前膝痛之原因
1.过度使用（运动选手、经常性长跑者）
2.上下骨排列异常
3.膝盖骨异常
4.内十字形韧带受伤或断裂
5.滑膜内增生瘤
6.黏液囊炎
7.肌腱炎

（表三）

膝退化性关节炎	
物理性	运动较痛，休息缓解
发炎性	休息运动时皆痛、积水

好保护。

一般而言，膝关节如发生退化性关节炎，最常见的为物理性退化性关节炎。通常在运动时较痛，休息后可缓解、较少积水；而发炎性之退化性关节炎，休息、运动时皆痛、有关节积水情形。〔表三〕

患者会常抱怨最近走路时膝盖疼痛；另外蹲着时膝关节亦疼痛或蹲姿困难。事实上，疼痛较多见于上下楼梯时，尤其下楼梯时特别疼痛。

另一较少见之退化性关节炎则为发炎性退化性关节炎。此关节炎通常会关节积水、涨痛，患者即使夜间睡眠、没有运动，膝关节依旧疼痛。但此类发炎性退化性关节炎，必须排除类风湿关节炎、银屑病关节炎等其他关节病变。

第一大脚趾

如果您是中老年女性，关节疼痛症状并不明显，但发现在左右脚二侧大脚趾外翻〔图08〕，小心有可能是第一大脚趾之退化性关节病变。一般而言，此必须与痛风作区隔。通常痛风发作时，发作部位出现红、肿、热、剧烈疼痛〔图09〕，一般多在子夜发作，可使人从睡眠中惊醒。非退化性关节炎可比拟。要区别痛风与大脚趾关节炎，建议到医院风湿科检查，做实验室检查和X线检查，化验有无高尿酸血症等。

• photo & graphic •

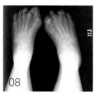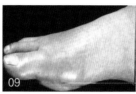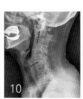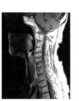

08.左右两侧大脚趾退化性关节炎（大脚趾外翻）。09.痛风大脚趾发炎。10.颈椎退化性关节。

髋关节

髋关节承受着人体的巨大重量，其关节软骨的变形发生最早，具有特异性病变。如果您的疼痛部位是在髋关节或臀外侧、腹股沟等部位，而这疼痛有可能传导至膝关节，就可能是髋关节之退化性关节炎。具体有髋关节疼痛、肿胀、内部积水、软骨磨损、骨刺增生、关节变形、髋的内旋和伸直活动受限、不能行走甚至卧床不起。我国人群中发生髋的骨性关节炎者较白种人为少。此病与基因有密切关系，但它也可能被误认为是膝关节病，因此千万不要搞错。

腰颈椎

如果您的颈椎下方及腰椎下方，常需承受过多重力，包括低头、拿重物等，可能造成长期颈、腰痛。另外因椎间孔狭窄或椎间盘滑脱，可造成坐骨神经疼痛等，此亦为常见之腰颈椎关节炎的毛病。

颈椎之退化性关节炎，通常侵犯的是第5、6及第7颈椎〔图10〕，而腰椎最常侵犯为第3、4、5腰椎及第1荐椎，可因外伤及长期腰负重而造成。这种疾病也影响到夹在椎骨与椎骨之间的软骨盘，受影响的椎骨上会长出骨质物。如果你出现颈部僵硬、双手双臂产生刺痛和麻木的"针刺"感觉，偶尔肩部或双臂会有疼痛等症状，双腿、甚至是膀胱控制力都会逐渐衰弱下来，还有头痛、眩晕、站立不稳或双重视像等症状，很可能就是患上了颈椎骨关节炎。中年人与老年人常得此病，男性与女性罹患这种病的几率是相等的。

腰椎骨性关节炎多发生于45岁以上的中老年人。人体步入中年以后，椎间盘、骨骼、韧带组织等相应地会发生不同程度的退行性变，X线骨片可显示椎体关节间隙变窄、椎体呈唇样改变、边缘骨质增生、小关节突增生，由于韧带失去弹性与张力，椎体产生松动而发生滑移等变化，进而引发腰痛与神经根炎的发生。本病应与腰椎间盘突出症相区别。

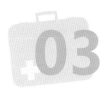

03 哪些检测最准确?

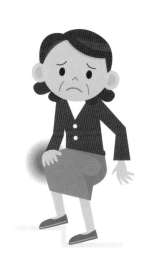

退化性关节炎是常见的骨科疾病，很多人对于退化性关节炎不是很了解，那么在判断上难免会出现误区。其实退化性关节炎包括膝及腰颈椎部位，早期不易诊断；但手部指关节或第一大脚趾部位则较易发现病变。此外，除了前述之自我检测症状之特征外，尚可藉下列方法诊断：

X光：

通过X光的照射，可发现退化性关节炎病变的部位及其严重性，此为最常使用之检查。一般而言，X光表现于腰椎部位之变化，包括脊柱前面及后面有骨刺、椎间孔变窄（可从颈椎斜位观察），椎间盘变窄及脊柱移位等（图11）。而在膝关节，通常表现为内侧关节腔变窄、长骨刺，脊关节边硬化，及软骨下硬骨囊肿（cyst）等（图12）。但如是退化性关节炎早期，X光骨关节的变化不明

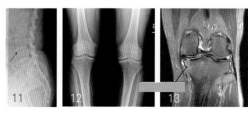

11.腰椎第4、5退化性关节炎，椎间盘变窄及脊柱移位。12.膝退化性关节炎。13.膝核磁共振有骨髓内发炎、骨髓内水肿发炎。

显，则无法从X光侦测出退化性关节炎，而核磁共振则可侦测出早期之退化性关节炎病变。

超声波：

超声波是一种重要的定位诊断方法，可以无损地探测生物组织内部的结构。高频超声波可用于检测软骨的成熟度、软骨形态、软骨组织修复以及组织的定量评估，测量软骨组织的弹性等等。由于早期退化性关节炎中最重要的一个变化就是软骨的退化。故而超声波的检测成为骨性关节炎中重要的一个评估手段。此外，此检查还可检测关节内及周边之肌腱、韧带是否有病变。但是骨头本身之病变，则无法照射出来。

核素扫描：

核素扫描利用注射同位素Tc99m进入人体，使骨骼显影，是诊断骨骼疾病的一种检查方法。它不仅能显示骨骼的形态，也可以使局部骨骼的代谢和血流供应的轻度异常，表现为局部放射的聚集异常。当任何骨关节有发炎或损伤时，此Tc99m即可显影增加。此检查没有限定是哪一种关节炎，因此没有专一性，任何部位的发炎或病变，皆可发现Tc99m

同位素在某部位的增加，故此检查其实对退化性关节炎帮助不大。但是它可以较早发现骨骼疾病，尤其对转移性骨肿瘤的诊断有较大帮助。

核磁共振（MRI）：

核磁共振是一种利用核磁共振原理的医学成像技术，为目前认为可早期侦测退化性关节炎之最精密、最重要的检查。它对软组织滑膜、血管、神经、肌肉、肌腱、韧带和透明软骨的分辨率高，可用于滑膜、血管和肌肉、筋膜的炎症、滑膜囊肿和透明软骨变性、剥脱及骨糜烂破坏与缺血性坏死、颈椎和髓核病变、膝关节半月板和十字韧带损伤、类风湿的神经并发症及骨髓炎等的临床检查。除了可了解关节腔内软骨（如半月状软骨）是否有磨损、硬骨内是否有囊肿（cyst）或膝关节内之十字形韧带是否有拉伤或破裂外，其实最重要是早期发现硬骨之病灶，主要是可看到硬骨内有所谓骨髓内之水肿等等（bone marrow edema）（图13）。

抽关节液：

为了有效排除类风湿关节炎或银屑病关节炎等两类疾病，有时医生会抽取关节液，可检查病患是否有关节积水情形及其发炎之程度。

退化性关节炎的关节积水，通常颜色为淡黄色，白血球数目小于1000个/立方毫米。而类风湿关节炎或银屑病关节炎之积水，其颜色为深黄或混浊，白血球总数介于10,000～40,000个/立方毫米。故关节液抽取，亦可有助于临床医生判断关节发炎积水、是否因退化性关节炎所引发。

+04 退化性关节炎的日常保健

　　一般而言，退化性关节炎与饮食无明显之相关性，但却与体重有绝对关系。因为体重增加，就会影响关节负担，尤其是膝关节，有严重影响。

　　但在目前年轻人中，包括学龄儿童，肥胖已成普遍之问题，满街的胖子让退化性关节炎的可能性增加，其根本问题为生活与饮食习惯之改变。

　　也许您的家中就有这样的年轻族群：平时生活不正常，晚上不睡、早上不起，且常睡过头。饮食口味又倾向美式饮食，包括喜爱食用如汉堡、炸鸡、薯条、可乐等高热量食物，不喜欢喝水，口渴即喝瓶装与罐装之饮料等等。

　　根据调查显示，目前年轻族群喝茶人口少，喝咖啡人口逐年增加，每次喝咖啡时放一大堆糖，即导致吃喝以甜食居多。加上不正当之姿势或运动少，则体重增加，且造成全身上下的脂肪堆积。

　　事实上，体重增加，相对的关节负担增加，包括膝关节与腰背关节。肥胖更可能是导致病患提早发生退化性关节炎的主要因素。因此谁说退化性关节炎为老年人的专利！若饮食不均衡、摄食过多之糖分，加上不正当之姿势或运动（如面对电脑时间过久、姿势不良等），都会造成因体重过重而导致膝及腰负担增加的退化性病变。

因此，保持适度运动的习惯，对退化性关节炎是需要的；但对于有病变之关节，则相对的要减少活动，尤其是关节肿胀时。

矛盾的是有病变之关节，因缺少适当运动，导致周边的肌肉容易萎缩，因此两相选择下确有难处。以膝退化性或类风湿关节炎为例，我们通常不建议病患爬山、爬楼梯及蹲姿等运动，但鼓励病患作膝关节等张收缩，即躺在床上将腿与床面平行做伸展，但膝关节本身不屈曲。

（表四）

正确坐姿保护关节

1. 头部、颈部保持一直线，不能往前倾。
2. 椅子保持让膝盖呈90度弯曲的高度。
3. 手肘关节微弯呈90度，微贴桌面。
4. 臀部也是呈大约90度弯曲，最好是用靠背椅，椅子的腰身部分稍微前凸，用以支撑腰椎。

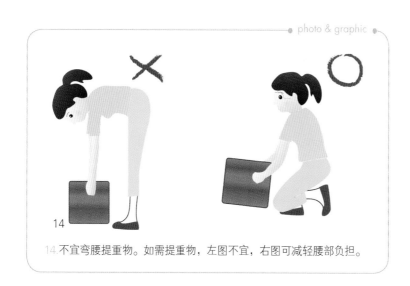

photo & graphic

14 不宜弯腰提重物。如需提重物，左图不宜，右图可减轻腰部负担。

另外，较适当之运动为游泳，因为游泳池中水的浮力，可使膝关节负担少，且游泳可达到健身运动之目的。

针对腰退化关节炎部分，我们建议不宜过度使用腰部，让腰部承受过多重力，如提重物、搬或移动重物（图14）等。且平日坐姿相当重要，久坐电脑前时间不宜过长，腰部需有适当支持，包括坐姿时需使用高背椅，及背后放入垫子等（图15），使得腰部不会因悬空无倚靠，而承受较多之负担。（表四）

正确坐姿

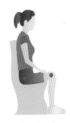

膝关节比髋关节略高，腰椎的弧度才会正常。

椅座的高度

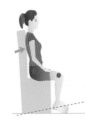

椅子如果太高，脚底板不能平踩地面，膝关节会比髋关节低，腰椎后仰的弧度会增加，容易感到腰酸。

椅座的深浅

 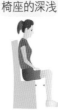 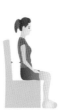

恰好　　　　太浅　　　　太深

椅背的角度

直角椅背不舒服　加个软垫就舒服

15 如何保持正确之坐姿。

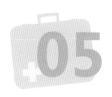

05 如何治疗退化性关节炎？

建议的物理治疗

退化性关节炎不同于类风湿关节炎，一般轻微患者并不一定需要服药。

如有早期膝或髋关节退化性关节炎，症状不严重者，只要减少膝或髋关节负担，包括走路时间不宜太长、爬山或蹲姿等运动需减少、避免爬楼梯等，症状多半能改善。

此时最适宜之运动为游泳，因游泳在水中，可避免膝及髋关节负担增加。如腰椎退化性关节炎或椎间盘脱出，则不宜弯曲提重物或从事让腰部使用过多之运动，可做些柔软体操（如附录二），保持腰背肌肉功能即可。另外，坐姿、椅背之高度及椅座的高度也相当重要，千万不要过高或过低，否则都会影响脊柱。

关于临床上下背痛的物理治疗，多为如表五这几种：〔表五〕

〔表五〕

下背痛之物理治疗

1.冷疗
2.热疗：热敷垫、光疗、水疗、电疗
3.电刺激疗法
4.骨盆牵引治疗法
5.运动治疗法

冷疗

是用水降低身体的温度，以达到治疗效果的方法。冷却的水温可以减少身体血液量及减慢身体新陈代谢，因此可降低出血及发炎的情况。

热疗：

热敷垫、光疗、水疗、电疗等，是一种将人的身体组织加热，以达到治疗效果的方式，对于一些软组织的伤害有治疗的效果。

电刺激疗法：

经皮式神经电刺激就是"电气疗法"。所谓电气疗法，是藉由适当强度频率的电流，连续、轻柔地刺激神经、肌肉和细胞，激发身体自然产生吗啡，阻断、舒缓疼痛的讯息传导。

骨盆牵引治疗法

此为针对椎间盘滑脱或坐骨神经痛常使用之物理治疗。基本上，使用特定之牵引机，躺平时将骨盆固定，使用不同重量之悬重码，将两腿往与头部之反方向牵引。

运动治疗法

利用简单的呼吸及肢体动作等运动的方法，有效地改善身体组织的血液循环，强化脊柱，改善关节的问题。

此外，针对退化性关节炎，患者如果体重过重，建议减轻体重。另外，也可自己在家作冷、热敷，亦可使疼痛有所改善。

建议的药物治疗

目前在市面上，针对退化性关节炎的药物治疗可分三个部分：

非类固醇抗发炎药物

包含西乐葆（Celebrex）、扶他林（Volteren）两种。当病患退化性关节疼痛严重且有积水情况时，应属于发炎性的退化性关节炎，建议使用非类固醇抗发炎药物（NSAIDs）。

如年龄较大或先前有溃疡者，则先行使用环氧化酶（COX-2）药物。此COX-2药物包括两种：一为西乐葆（Celebrex），一为安康信（Arcoxia），这两种药物原则上都对肠胃影响最小。但病患如有严重之溃疡且胃出血者，则上述两类药物亦不宜使用。

常用之非类固醇抗发炎药物如下：〔表六〕

〔表六〕

药物治疗		
非类固醇 抗发炎药物	止痛剂	关节炎注射
Celebrex （西乐葆）	Paracetamol （扑热息痛）	类固醇 葡萄糖胺
Volteran （扶他林）	Tramadol （曲马多）	
	Ultracet （及通安）	
	Opiods（吗啡）	

止痛剂

常用之止痛剂包含扑热息痛（Paracetamol）、曲马多（Tramadol）、及通安（Ultracet）、吗啡（Opiods）等四种。如为年龄大于70岁之患者，且关节症状不严重，或肾功能不佳者，通常建议先试用止痛剂，包括传统之普拿疼（Scanol）、曲马多（Tramadol）或及通安Ultracet（Scanol + Tramadol）。

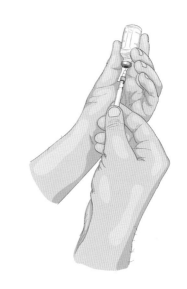

当然非常严重的疼痛，前面之止痛剂无效时，可考虑使用吗啡类之止痛剂。

当止痛剂使用无效，且疼痛发生于膝关节时，可使用类固醇关节注射。传统之类固醇注射，部分患者可有效改善症状，但少数患者，疼痛可能会再复发。

关节内注射

有类固醇、葡萄糖胺两种。类固醇在同一关节不宜注射过多。一生中，同一关节最多不能大于3次，因为关节软骨有可能因此而被破坏。

关于葡萄糖胺之关节注射，这十年来常被不同的医生广泛使用。不同厂牌之注射次数不同，如日本之Artz需每星期打一针，共打五星期；而诺华药厂之Synvesc，则需每星期打一针，共打3星期。

根据2003年美国所做有关关节注射葡萄糖胺之效果研究显示，此葡萄糖胺是有部分效果，但近来国内外报导有些刻意夸大宣传，尤其是国内媒体。国外使用葡萄糖胺不同分子量之制品，发现分子量愈大者，其临床效果愈佳。1996年Lussier报导使用葡萄糖胺（Hylan G-F 20）治疗后，有77％反应不错。但此关节注射葡萄糖胺真正效果如何？仍有待更进一步研究去确定。

另外要附带一提的是，对于肾功能不佳者，使用消炎药物则需减量或减次。第一线COX1之消炎药物，如早期之扶他林（volteran）、能百镇（napoxan）、艾斯美特（acemet）或舒林酸（sulindac）等，使用于老年患者须注意肠胃及肾脏之副作用。（表七）

而COX-2亦不宜长期使用，尤其原有心血管疾病之患者。曾有研究发现，安康信使用超过3年后，心血管疾病患者增加，少数甚至死亡，故最后被停用。

（表七）

COX1/ COX1	COX1/COX2	COX2/COX2
Volteren（扶他林）	Mobic（莫比可）	Celebrex（西乐葆）
Naproxan（能自镇）	Nimed（妮媚锭）	Vioxx（伟克通）
Sulindac（舒林酸）	Lonin	Etoricoxib
Acemet（艾斯美特）	Relifex（美伏疼）	（安康信）（美国FDA尚未通过）

美国风湿病医学会在2009年曾制订一套治疗膝、髋及手部退化性关节炎之准则。下列三个表格可以参考：（表八、九、十）

〔表八〕

美国风湿病医学会建议，膝退化性关节炎之治疗	
建议使用	1.单纯止痛剂（普拿疼） 2.75岁以上老人—局部外用消炎镇痛药膏 3.75岁以下—口服非类固醇消炎镇痛剂 4.止痛剂（普拿疼、及通安、曲马多） 5.关节类固醇或葡萄糖胺注射
无明显作用	1.口服维骨力 2.局部之辣椒膏

〔表九〕

美国风湿病医学会建议，髋关节退化性关节炎之治疗	
建议使用	1.止痛剂曲马多（Tramadol）或鸦片类 2.髋关节类固醇注射
无明显作用	1.针灸 2.经皮之电疗 3.关节葡萄糖胺注射 4.局部之消炎镇痛药膏

〔表十〕

美国风湿病医学会建议，手部退化性关节炎之治疗	
建议使用	1. 75岁以下—口服非类固醇消炎镇痛剂 2. 止痛剂曲马多（Tramadol） 3. 局部之消炎镇痛药膏 4. 局部之辣椒膏使用
无明显作用	1.关节类固醇或葡萄糖胺注射 2.免疫抑制剂—Hydroxychloroquine 　　　　　　　　Methotrexate 　　　　　　　　Sulfasalazine 3.低剂量类固醇

建议的饮食治疗

对于退化性关节炎患者来说，适量多食用含有抗氧化剂的食物、含类黄酮的食物以及含有钙质的食物，可强化骨骼，减轻炎症反应，对防治退化性关节炎有一定的好处。

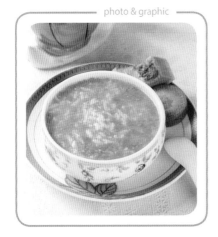

胡萝卜南瓜粥

/ 原料 / 水发大米80克，南瓜90克，胡萝卜60克

/ 做法 / 1. 胡萝卜洗净切成粒，南瓜洗净去皮切成粒。2. 砂锅中注水烧开，倒入洗净的大米，搅拌均匀。3. 放入切好的南瓜、胡萝卜，搅拌均匀。4. 盖上锅盖，烧开后用小火煮约40分钟至食材熟软。5. 揭开锅盖，持续搅拌一会儿。6. 关火后盛出煮好的粥，装入碗中即可。

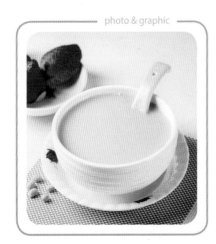

草莓豆浆

/ 原料 / 水发黄豆60克，草莓50克

/ 调料 / 冰糖适量

/ 做法 / 1. 将已浸泡8小时的黄豆倒入碗中，加入清水，用手将黄豆搓洗干净，沥干备用。2. 在豆浆机中加入冰糖，放入洗净的黄豆、草莓，注水至水位线即可。3. 盖上豆浆机机头，选择"五谷"程序，开始打浆，豆浆机运转约15分钟即成豆浆。4. 断电，把豆浆倒入滤网，滤取豆浆，倒入碗中，用汤匙捞去浮沫，即可。

红椒番茄炒花菜

/ 原料 / 花菜250克，西红柿120克，红椒10克

/ 调料 / 盐2克，鸡粉2克，白糖4克，水淀粉6毫升，食用油适量

/ 做法 / 1. 花菜洗净，切小朵；西红柿洗净切开，切小瓣。红椒洗净，切成片。2. 锅中注水烧开，倒入花菜，淋入少许食用油，拌匀，煮至断生。放入红椒，拌匀，略煮一会儿。3. 捞出焯煮好的材料，沥干水分，待用。4. 用油起锅，倒入焯过水的材料。放入西红柿，用大火快炒。5. 加入盐、鸡粉、白糖、水淀粉。炒匀，至食材入味。6. 关火后盛出炒好的菜肴即成。

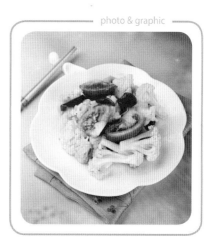

photo & graphic

洋葱鲑鱼炖饭

/ 原料 / 水发大米100克，三文鱼70克，西兰花95克，洋葱40克

/ 调料 / 料酒4毫升，食用油适量

/ 做法 / 1. 洋葱洗净切成小块，三文鱼肉洗净切成丁，西兰花洗净切小朵。2. 砂锅置于火上，淋入少许食用油烧热。3. 倒入洋葱，炒匀，放入三文鱼，翻炒片刻。4. 淋入少许料酒，炒匀提味。5. 注入适量清水，用大火煮沸。6. 放入大米，拌匀，盖上锅盖，烧开后用小火煮约20分钟。倒入西兰花，搅拌均匀，再盖上盖，用小火煮约10分钟至食材熟透，即成。

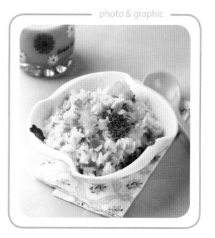

photo & graphic

膝关节炎的中医疗法

膝关节炎是最常见的关节炎，是软骨退化性病变和关节边缘骨赘的慢性进行性退化性疾病。以软骨磨损为其主要因素，多发于体重偏重者和中老年人。在发病的前期，没有明显的症状。继之，其主要症状为膝关节深部疼痛、压痛，关节僵硬僵直、伸屈不利，无法正常活动，关节肿胀等。

按摩疗法

适合治疗膝关节炎的按摩穴位共有3个，包括犊鼻、委中、承山。

穴位定位&操作方法

photo & graphic

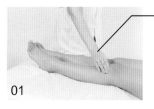

01

犊鼻：位于膝部，髌骨与髌韧带外侧凹陷中。

按摩膝部犊鼻穴，用大拇指和食指、中指捏揉5分钟。

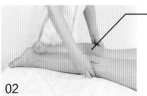

02

委中：位于人体的腘横纹中点，当股二头肌腱与半腱肌肌腱的中间。

拇指放于委中穴上，其余四指附于患者膝部外侧，由轻渐重按揉60～100次。

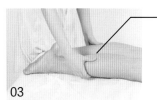

03

承山：位于委中与昆仑穴之间，当伸直小腿或足跟上提时，腓肠肌肌腹下出现的尖角凹陷处。

拇指放于承山穴上，其余四指附于患者小腿外侧，用力压揉3分钟。

刮痧疗法

适合治疗膝关节炎的刮痧穴位共有4个，包括鹤顶、足三里、膝阳关、阳陵泉。

穴位定位

- 鹤顶：位于膝上部，髌底的中点上方凹陷处。
- 足三里：位于外膝眼下3寸，距胫骨前嵴一横指，当胫骨前肌上。
- 膝阳关：位于膝外侧，当阳陵泉上3寸，股骨外上髁上方的凹陷处。
- 阳陵泉：位于小腿外侧，当腓骨小头前下方凹陷处。

准备工具　刮痧板、经络油

操作方法

photo & graphic

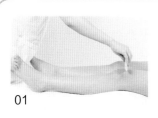

01

患者取仰卧位，医者找到鹤顶穴，涂抹适量的经络油，运用面刮法刮拭鹤顶穴，由上至下，力度适中，刮拭2分钟，对侧以同样手法操作。

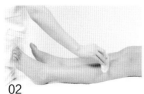

02

医者找到足三里穴。患者双腿伸直，医者选用面刮法重刮患者足三里穴30次，以出痧为度，对侧以同样手法操作。

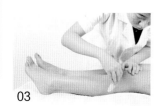

03

医者找到膝阳关穴、阳陵泉穴，涂抹适量的经络油。之后医者由上往下刮拭患者膝阳关至阳陵泉穴10～15遍，以出痧潮红为度，对侧以同样手法操作。

注意：损伤性膝关节疼痛24小时内不宜刮痧。临床操作时应直接在皮肤上刮拭。

艾灸疗法

准备工具 艾条、生姜片、打火机、艾灸盒、牙签一根

穴位定位

- 鹤顶：位于膝上部，髌底的中点上方凹陷处。
- 犊鼻：位于膝部，髌骨与髌韧带外侧凹陷中。
- 膝阳关：位于膝外侧，当阳陵泉上3寸，股骨外上髁上方的凹陷处。
- 足三里：位于外膝眼下3寸，距胫骨前嵴1横指，当胫骨前肌上。
- 阳陵泉：位于小腿外侧，当腓骨小头前下方凹陷处。
- 梁丘：屈膝，大腿前面，当髂前上棘与髌底外侧端的连线上，髌底上2寸。
- 委中：位于人体的腘横纹中点，当股二头肌腱与半腱肌肌腱的中间。
- 承山：位于人体的小腿后面正中，委中与昆仑穴之间，当伸直小腿或足跟上提时，腓肠肌肌腹下出现的尖角凹陷处。

操作方法

photo & graphic

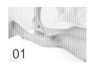

01

医者取新鲜生姜一块，切成0.2~0.5厘米厚的姜片，直径约2厘米，中间用牙签穿刺数孔。

02

将双手搓热覆盖在同侧鹤顶穴、膝阳关穴、犊鼻穴上，用拇指依次按揉各穴2~3分钟，再将姜片放于鹤顶穴上，用艾条温和灸治10~15分钟。对侧以同样的方法操作。

03

医者找到同侧梁丘穴、阳陵泉穴、足三里穴，一起用回旋灸法灸治10~15分钟。对侧以同样的方法操作。

04

医者者取一段艾条（约5厘米），固定于艾灸盒顶盖上，点燃艾条一端，放于艾灸盒内。

05

用两个艾灸盒一个放于委中穴、一个放于承山穴上，一同灸治10~15分钟。对侧以同样的方法操作。

拔罐疗法

准备工具　气罐、拔罐器、热毛巾

穴位定位

- 鹤顶：位于膝上部，髌底的中点上方凹陷处。
- 内膝眼：屈膝在髌韧带内侧凹陷处。
- 犊鼻：位于膝部，髌骨与髌韧带外侧凹陷中。
- 梁丘：屈膝，大腿前面，当髂前上棘与髌底外侧端的连线上，髌底上2寸。
- 委中：位于人体的腘横纹中点，当股二头肌肌腱与半腱肌肌腱的中间。
- 承山：位于人体的小腿后面正中，委中与昆仑穴之间，当伸直小腿或足跟上提时，腓肠肌肌腹下出现的尖角凹陷处。

操作方法

photo & graphic

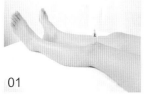

01

患者取仰卧位，医者找到鹤顶、内膝眼、犊鼻、梁丘穴，用热毛巾擦拭清洁以上穴区。

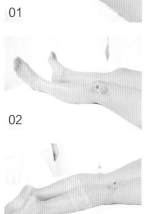

02

医者用拔罐器把气罐吸拔在两侧的梁丘、鹤顶、内膝眼、犊鼻穴上，每穴留罐10分钟。取罐时一手扶住气罐，另一手按压罐边缘的皮肤，使空气进入罐内后将罐依次取下。

03

患者取俯卧位，医者再找到委中、承山，用热毛巾擦拭清洁该穴区。用拔罐器将气罐扣在委中、承山穴上，留罐10分钟后取下。

Chapter 3

如何判断是否得了
强直性脊柱炎？

案例一

小晨是25岁年轻男性，因近三年来有反复性的下背痛，尤其在半夜常常痛醒，且早晨起床时腰背也会僵硬。这腰背问题困扰他很久，有一次在跟医生聊天时，才发现他的父亲有强直性脊柱炎，并在门诊做了X光检查，检测出有两侧第2度骶髂关节炎，HLA–B27反应阳性，最后确诊为强直性脊柱炎。

案例二

家佳为46岁妇人，初中时就有右膝关节炎，每当天气一变，就疼痛难当。之后虽然情况好转，但大学时开始有明显腰椎痛。她当时不知什么原因，因为疼痛，她开始服用消炎镇痛剂（NSAIDs），但症状改善有限。接着，两侧髋关节及脚跟附着点亦开始疼痛。

如此持续三年，虽使用扶他林（volteren）等消炎止痛药剂，但症状未见好转。将近40岁时，她因为两侧髋关节被病症破坏，而做了人工关节置换术，同时她已有了明显的竹子腰现象。

近三年来，她开始接受恩利注射治疗，疼痛明显改善，但发炎指数ESR及CRP仍高。她被诊断为强直性脊柱炎合并髋关节病变及竹子腰与竹子颈。

案例三

小可为15岁年轻女性，有严重右膝肿胀疼痛、右足部水肿与香肠趾问题数月之久，症状很严重，常无法正常行走。她心里常有疑问，觉得为什么人生这么痛苦。

求诊后，她被诊断为类风湿关节炎，但使用消炎药未见任何改善，因而改挂风湿科门诊。做超声波及核磁共振后，发现她右足部的肌腱明显肿胀，同时右脚跟之跟腱亦有水肿，右脚后跟的滑液囊有积水（retrocalcaneal bursitis）。

事实上，她的两位哥哥皆有强直性脊柱炎，因而从家族史临床表现（跟腱炎、关节炎、趾骨炎等）及年龄16岁以下二项条件，因而确认她应为幼年型脊柱关节炎。

后来她因无法正常行走，而使用非类固醇抗发炎药物，但对她而言仍无效用，因而给予复迈（Humira，生物制剂）注射，治疗效果颇佳，已可正常活动。但之后她开始出现下背痛，每2～3天回医院追踪，照射骨盆腔X光；在20岁时，因X光已出现第二度骶髂关节炎，故可确诊为强直性脊柱炎。

案例四

阿凯是30岁的男性，最近常常在夜间尤其是深夜痛醒，翻身困难，早上起床时腰背僵硬，甚至动不了，但活动一下就会减轻，同时还出现眼睛疼痛、视力模糊等症状。

求诊后，他被诊断为强直性脊柱炎。此类疾病主要发生在男性青少年，16～30岁是发病高峰年龄。除了腰背疼痛和"晨僵"的症状，强直性脊柱炎有可能引起虹膜睫状体炎，表现为眼睛疼痛、视力模糊等。而肌肉损伤引起的疼痛，常是白天痛，越活动越痛，晚上睡觉时会舒服些。

强直性脊柱炎
之自我检测

很多时候我们已出现腰酸背痛的症状，但又不知道原因。因此您可以试着从下列表格，自我检测看看是否为强直性脊柱炎。

简易强直性脊柱炎自我评估表

☐ 背部常有晨间僵硬的情况？

☐ 经常睡到半夜，却因腰酸背痛而惊醒，严重影响睡眠品质？

☐ 经常腰酸背痛的地方，是不是位于髋关节（骨盆位置）部位？

☐ 常在休息的时候感到腰背痛？

☐ 腰背痛的状况，是否通过运动就有改善呢？

☐ 常疼痛的部位为下背，且为时超过三个月？

☐ 疼痛的方式往往是由温和缓慢开始，再转而剧烈且间歇性的疼痛？

☐ 家族内有脊柱关节病变的人。

☐ 下肢周边关节炎、跟腱炎或肌腱附着点、指或趾骨会发炎。

☐ 有眼虹膜炎或银屑病。

强直性脊柱炎（Ankylosing spondylitis，简称AS），为一种慢性发炎性疾病。主要病变部位为中央脊柱（axial skeleton），或称中轴关节，包括骶髂骨关节、脊柱、胸骨、髋关节及肩关节等。原文Ankylos是希腊文，意谓"前屈"，但目前已引伸为黏连（fusion）；而Spondylos则为"脊柱"之意。

此疾病与类风湿关节炎最明显不同之处，为强直性脊柱炎会侵犯中央关节脊柱及肌腱附着点（entheses），另外尚可侵犯下肢之周边关节，如膝或踝关节等处，少数的患者会形成舞台剧中钟楼怪人的模样，而类风湿关节炎则非常少侵犯上述两个部位。

2009年经由全球20多个医学中心共同完成之研究，定义如何早期发现以中轴关节（axial）为主之脊柱关节病变。有关任何一项脊柱关节病变特征，包括发炎性下背痛、关节炎、虹膜炎指骨炎等，如病患X光确定有骶髂关节炎，或骨盆核磁共振有骨髓内水肿（bone marrow edema），皆须包括表一内特征中之一点以上；或病患为HLA-B27阳性，则需包括表格内脊柱关节炎特征中二点以上，方可认知病患是否有中轴脊柱关节病变。（表一）

（表一）

脊柱关节炎特征

X光或MRI
表现骶髂骨关节炎
或 HLA- B27 +

1. 家族内有脊柱关节病变之患者
2. 发炎性下背痛
3. 周边关节炎
4. 跟腱炎或肌腱附着点发炎（enthesopathy）
5. 虹膜炎（uveitis）
6. 指或趾骨炎（dactylitis）
7. 银屑病（psoriasis）
8. 克罗恩病（crohns disease），或溃疡性大肠炎
9. 对NSAIDs有较佳之效果
10. HLA-B27
11. CRP（C反应蛋白）之增加

强直性脊柱炎有哪些特征？

年龄

强直性脊柱炎如在幼年期发病（16岁以前），常以下肢关节或肌腱附着点发炎（如跟腱炎）居多，较少侵犯脊柱，所以也比较少下背痛的问题。（表二）

（表二）

幼年型脊柱关节炎
（< 16 years）

1.男孩
2.下肢关节炎
3.肌腱接骨点病变
4.HLA-B27
5.强直性脊柱炎或脊柱关节
病变之家族病史

发炎性下背痛通常症状表现为半夜或清晨下背痛，而此背痛常困扰睡眠。且清晨起床时，下背部会有晨间僵硬、疼痛，通常多于30分钟，但可在适当的运动后减轻，反而休息会更加强其严重性。因为睡眠不好而引发长期睡眠不足，或臀部轮流疼痛。且因为脊柱可能粘连，也会让身体变形，外观受损。（表四）

但如成年期发病，则症状最多为发炎性下背痛。除了"发炎性下背痛"的症状外，身体其他的病变尚有周边关节炎、葡萄膜炎、肌腱接骨点病变等多种临床表现。（表三）

（表三）

强直性脊柱炎病患
之起始征兆

症状	百分比
(A) 下背痛	60%
(B) 周边关节	31%
炎	5%
(C) 葡萄膜炎	8%
(D) 肌腱接骨	
点病变	9%
A+B	2%
A+C	1%
A+D	2%
B+D	2%
A+B+D	

（表四）

强直性脊柱炎影响层面

1. 身体僵硬 Stiffness
（90.2%）
2. 疼痛 Pain（83.1%）
3. 疲劳 Fatigue（62.4%）
4. 睡眠不足 Poor sleep
（54.1%）
5. 外观受损 Outlook and
apperance（5.06%）
6. 担心未来 Worry
（50.3%）
– 药品相关副作用

（表五）

疼痛——胸腔

1. 胸锁关节
2. 锁骨关节末端
3. 胸肋骨接合处末端

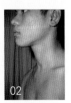

02

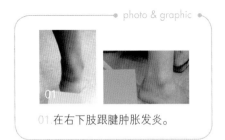

photo & graphic

01 在右下肢跟腱肿胀发炎。

除背痛外，约一半患者会有下肢不对称关节炎，且好发于膝、踝关节，有时候侵犯髋关节。约有30%病患会有跟腱炎〔图01〕、脚板痛，或大腿臀部、胸骨、胸锁关节、锁骨关节末端、肋骨接合处末端疼痛〔图02〕。通常此类疼痛，使用非类固醇抗发炎药物，效果颇佳。
（表五）

发作方式

不同于类风湿关节炎，此病发炎通常为间歇性疼痛（较少持续性），且较易黏连、脊柱变形〔图03〕。而类风湿关节炎虽亦有关节破坏变形，但不造成粘连，原因可能与持续发炎与间歇性发炎有关。

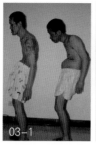
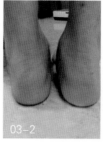
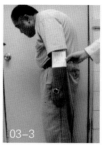

03-1 03-2 03-3

关节持续磨损破坏（类风湿性关节炎）

类风湿关节炎持续发生

除破坏外，关节会
有新生骨形成。
（强直性脊椎炎）

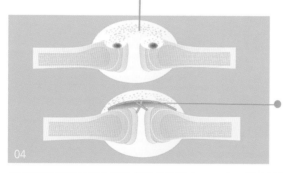

04

强直性脊椎炎间断发生

03 强直性脊柱炎家中两兄弟脊柱变形（03-1）。强直性脊柱炎间歇性发作，关节容易发生骨增生（03-2）。强直性脊柱炎之变形（03-3）。04 类风湿关节炎与强直性脊柱炎临床表现与病变机转。上为类风湿关节炎，因持续发炎关节容易磨损。

　　类风湿关节炎因持续发炎，易导致IL1、RANKL、M-CSF与TNF-α、IL17等细胞激素增加，会活化破骨细胞导致关节摩损、破坏、变形；而强直性脊柱炎虽早期发炎有骨关节磨损、破坏（图04），但因有间歇性休止期而引起，但骨形成蛋白（BMP）、OPG、WNT等活化造骨细胞之蛋白增加，导致造骨细胞活化过强，制造新生骨，最后在脊柱形成骨赘（syndesmophyte）或竹子腰（bamboo spine）（图05）。BMP、WNT或OPG是否由基因调控目前仍不明。

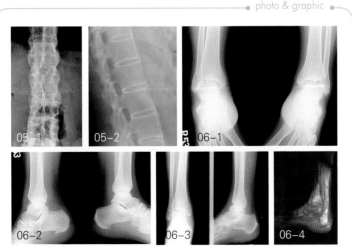

● photo & graphic ●

05.强直性脊柱炎末期出现竹子脊柱（正面）（05-1）。强直性脊柱炎黏连骨赘形成（侧面），如箭头所示（05-2）。06.强直性脊柱关节炎并发足底骨刺（06-1、06-2）。强直性脊柱炎并发右踝关节发炎（MRI显示跟腱炎）（06-3、06-4）。

接骨点病变

在脊柱关节病变中，包括强直性脊柱炎及银屑病关节炎，通常早期多发部位为跟腱（附着在跟骨后方部位）及足底筋膜（附着在跟骨底部之处）（图06）。目前认为脊柱关节炎病变之起始点为此接骨点发炎，之后向外波及，侵犯到滑膜引起滑膜炎（synovitis）；到软骨形成软骨炎（chondritis）；到硬骨形成硬骨炎（osteitis）；到周边指或趾肌腱形成指或趾骨炎（dactylitis）。

因肌腱会水肿，使之疼痛且行动不便，有时会合并跟骨下之黏液囊发炎（retro-calcaneal bursitis）（图07），造成更大的疼痛。事实上，许多部位都可发生接骨点病变，包括大转子、坐骨结节、胸锁关节（sterno-clavicular）或胸颔（sterno-mandibular）与肋胸关节等部位。

由于胸肋骨连接部位、棘突、髂骨嵴、坐骨结节和跟骨部位的肌腱

疏腰松背，强健骨骼——荣总名医周昌德教你远离腰酸背痛 Chapter 3 如何判断是否得了强直性脊椎炎？

079

端炎，引起的关节外或关节附近的骨压痛是这类疾病的早期特点。此时，病人没有或只有很轻微的腰背部症状，而其他病人可能仅仅是抱怨腰背发僵、肌肉疼痛和肌腱触痛。寒冷或潮湿可使症状加重，而这部分病人常常被误诊为纤维肌痛综合征。疾病早期，有些病人还会出现厌食、疲乏或低热等轻微的全身症状，尤其是幼年起病的患者更容易出现这些常见症状。

与接骨点病变相似之病变为趾骨炎（dactylitis）。此病变时肌腱（tendon）、滑膜（synovium）等皆可发炎，表现出来的为肌腱滑膜炎（tenosynovitis）。因整只手指或脚趾水肿，故又称为香肠趾或指（sausage toe or finger），为强直性脊柱炎的早期临床表征。（表六）

（表六）

疼痛——周边关节
1.关节滑液
2.关节周边软组织
3.阿基里斯腱
4.黏液囊

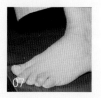
07

（表七）

眼虹膜炎 —— 急性前房虹膜炎（B-27阳性者）	
症状	怕光、流泪、视力模糊
好发	冬季
基因	HLA-B27有关
风湿病	80%会有脊柱关节炎

虹膜炎

强直性脊柱炎，会有25%～30%出现眼虹膜炎，它本身可在X光尚未有明显表现时，作为强直性脊柱炎第一次发生的症状。此虹膜炎除少数患者外，基本上以急性前房性虹膜炎，为最常见的表现。虹膜炎为非肉芽肿性前葡萄膜炎，一般为单侧性。眼部病变与脊柱炎的严重度及病情活动性有关，多见于有周围关节炎或以前有尿路感染史者，若不经治

（表八）

亚洲地区脊柱关节炎虹膜炎之盛行率

	强直性脊柱炎	银屑病关节炎	无法区分的脊柱关节炎
白种人	20～30%	31%	7～16%
台湾（周）	15.8%		
台湾（魏）	23%		
新加坡	17%	13%	
韩国	22%		
印度	22%		

疗，可引起青光眼或失明。个别病人眼部症状可发生在关节症状出现之前。症状通常以眼疼痛、怕光、视力模糊及易流泪为主，与HLA-B27基因有关。〔表七〕

强直性脊柱炎会因为地区不同，而有盛行率的不同，眼虹膜炎也是。以亚洲为例，台湾为最多，接着是韩国及印度，再是新加坡。此外，白种人又比黄种人为多。〔表八〕

部分患者症状约4～8周可自行改善，但发病儿率颇高，严重时可发作5～6次以上，根据统计资料显示，多

（表九）

强直性脊柱炎除骨关节以外之临床表现

1.眼虹膜炎
2.主动脉瓣闭锁不全
3.肺纤维化
4.神经病变
5.血尿-IgA肾病变

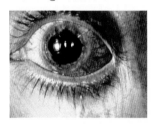

发之季节在冬季12~2月，但真正原因不明。

虹膜炎严重者，可能需要使用类固醇眼滴液或口服类固醇，或其他之免疫抑制剂。少数治疗效果不佳者，可考虑使用肿瘤坏死因子抑制剂（TNT-α blocker）。

根据德国Braun等人发现，对强直性脊柱炎合并虹膜炎患者，如长期使用肿瘤坏死因子抑制剂，较未使用者可减少虹膜炎发作之次数。其中又以修美乐（Humira）预防虹膜炎发作之频率，较其他肿瘤坏死因子抑制剂为佳。

近年来，我发现强直性脊柱炎患者得虹膜炎者，较未得虹膜炎者有较高之疾病活性度（BASDAI）。意即得虹膜炎者，通常病情较严重、生活功能指标（BASFI）较差，且运动受限（physical impairment）。另有一研究发现，前房虹膜炎与肌腱附着点发炎有密切之关系。

此病除骨关节以外之临床表征，以急性眼虹膜炎最多见（约30%）。其他病变，如主动脉瓣闭锁不全、心脏传导阻碍、肺上叶纤维化与马尾终端症候群等，则相当少见。（表九）

另外，因强直性脊柱炎多发于年轻之男女病患，也有患者担心是否可正常生产。按照国外及个人之经验，此病在怀孕后，1/3的女性病情变重，1/3症状与怀孕前相似，而1/3的女性怀孕后症状会减轻。

而妇女在生产时，骨盆腔之骶髂关节及耻骨联合之关节处必须扩张，方可使婴儿容易出生。如强直性脊柱炎上述两项关节闭合，或腰椎骨形成竹子腰，活动明显受到限制，那就需考虑做剖腹生产。如未有黏连，通常生产应无困难，可自然生产。

02 华人基因易发强直性脊柱炎

　　强直性脊柱炎实际是一种很古老的疾病，它已经有两千多年的历史，从古埃及人的骨骼就发现早在几千年前有强直性脊柱炎的有力证据。距今2000年以前，希腊名医希波克拉底描述了一种疾病，患病者有骶骨、脊柱、颈椎部的疼痛。

　　强直性脊柱炎又名Marie-strümpell病、VonBechterew病、类风湿性脊柱炎、畸形性脊柱炎、类风湿中心型等，现都称AS。AS的特点为腰、颈、胸段脊柱关节和制带以及骶髂关节的炎症和骨化，髋关节常常受累，其他周围关节也可出现炎症。该病一般类风湿因子呈阴性，故与Reiter综合征、牛皮癣关节炎、肠病性关节炎等统属血清阴性脊柱病。

　　根据有关强直性脊柱炎之发病率调查，我国的总发病率为0.3%，约450万例，男女性发病率比例为10∶1。据我院详细资料统计，发病年龄在10～35岁之间占79%，35岁以上约占12%，10岁以下占9%，学生的发病率很高，目前发病年龄正在向下发展，因此年轻的家长一定要关注。此病之盛行率与每一地区一般人口B27之盛行率高低，有密切关系。（表十）

　　且不同种族、地区强直性脊柱炎之盛行率也不同。目前研究以北美印地安人最高4.2%，其次挪威1.8%。（表十一）

HLA—B27在亚洲不同种族之盛行率

Country	一般人口	强直性脊柱炎	银屑病关节炎
Japan 日本	<1%	92%	
Korea 韩国	5%	83%	78%
China 中国	4%	93%	
Shanton 汕头	4.8%	95-97%	
Shandong 山东	4.1%	90.7%	
Beijing 北京	4.1%	93.6%	
Shenzhen 深圳	3.6%		
Shanghai 上海	4.3%		44%
Taiwan 台湾	5.7%	97%	
台湾原住民	0-2.1%		
Indonesia 印尼			
Thailand 泰国	5-12%		
philippines 菲律宾	5-12%		
Malaysia 马来西亚	5-8%		
Vietnam 越南	5-10%		

（表十一）

不同种族、地区强直性脊柱炎之盛行率

种族、区域	盛行率（%）
Haida Indian（1960）北美印地安人	4.2
Finland（1962-1991）芬兰	0.2-1.0
Norway（1991）挪威	1.8
Hungary（1977）匈牙利	0.2
Holland（1984）荷兰	0.24
China中国大陆	0.2-0.32
Taiwan（rural）（1994）台湾（乡村）	0.54
Taiwan（suburban）台湾（市郊）	0.19
Taiwan（urban）台湾台北市台湾平均	0.4
Thailand（rural）泰国	038
	0.12

强直性脊柱炎常见于16～30岁青年人，男性多见，40岁以后首次发病者少见，约占3.3%。本病起病隐袭，进展缓慢，全身症状较轻。早期常有下背痛和晨起僵硬，活动后减轻，并可伴有低热、乏力、食欲减退、消瘦等症状。开始时疼痛为间歇性，数月数年后发展为持续性，以

（表十二）

本科强直性脊柱炎患者之人口统计学资料

性别		发作年纪	确认诊断年纪	B27阳性	家庭病史	葡萄膜炎
男	女	19.8	24.9	98.7%	47.7%	30.1%
77	23					

后炎性疼痛消失，脊柱由下而上部分或全部强直，出现驼背畸形。女性病人周围关节受侵犯较常见，进展较缓慢，脊柱畸形较轻。

　　强直性脊柱炎男性的发病率要远远多于女性，就中国而言，450万的强直性脊柱炎患者中，有较多是男性患者，为何容易发生在男性？目前原因不明，有可能男性发病较早，易出现第二度骶髂骨关节炎（此为诊断强直性脊柱炎之必要条件）。另有可能为女性之临床表现慢又轻，较不易出现第二度以上之骶髂骨关节炎。（表十二）

　　女性朋友不要以为强直性脊柱炎的发病人群多数是男性，3个人中，只有一名是女性，从而忽视了强直性脊柱炎的预防工作，当身体出现不适时，也觉得不可能是患上了强制性脊柱炎。这样很容易延误了病情，甚至导致病情恶化，却还被蒙在鼓中。女性朋友须对强直性脊柱炎重视，由其是产后女性，更应小心防范。此疾病目前病因虽不完全了解，但应与遗传基因有密切关系。其中HLA-B27基因，在强直性脊柱炎上扮演重要之角色。

　　HLA-B27基因出现在欧美、华人，发生此病之几率超过90％

（表十三）

不同种族HLA-B27之盛行率

Group种族	Frequency（%）盛行率
Caucasian白种人	
Iraq伊拉克	84.0
Iran伊朗	92.0
UK英国	96.0
USA美国	87.5
Israel以色列	80.0
Sardinia萨丁尼亚	81.6
Belgium比利时	89.2
Hungary匈牙利	92.7
Canada加拿大	91.0
North American Indians北美印地安	
Haida海达	100.0
Chippewa齐佩瓦	67.5
American Blacks美国黑人	
Ohio俄亥俄州	47.0
Michigan密歇根州	46.2
Orientals亚洲人	
Japan日本	91.1
Taiwan台湾	95.5

（表十三），但同卵双胞胎仅70％左右同时发病。另外调查发现，家族中若有一人得强直性脊柱炎，其他家中的第一等亲得到此病之机会约

（表十四）

Spondyloarthritis （脊柱关节炎）

致病机转

主要成因 – 遗传性因子

（＞80%）

次要成因 – 环境因素

（感染、创伤等等）

（表十五）

台湾强直性脊柱炎之调查

罹患比率男性: 女性

＝ 3: 1

盛行率=0.2%～0.4%

（Chou et al）

家族病史:

20～40% for

B27+ 第一等亲得病

为20%～30%（HLA－B27阳性者）。因而可以相信除了B27以外，尚有其他的基因或环境因素。如感染或创伤等，可能亦为引发此病之重要因素。（表十四、十五）

在发炎组织内，包括骶髂骨关节、周边关节滑膜组织，均显示强直性脊柱炎有大量之发炎细胞（包括B、T淋巴球、巨噬细胞、浆细胞等）聚积。另外，发炎细胞有肿瘤坏死因子，或TNF-α（图08）或第一介白质之高度表现。这可以印证，为何强直性脊柱炎严重者，使用肿瘤坏死因子抑制剂（TNF-α antagenist），如恩利及复迈，会有非常明显之效果。

如何早期诊断或认知脊柱关节炎

由于强直性脊柱炎之最终诊断，需藉助X光表现至少第二度以上骶髂骨关节炎（图09）然而从下背痛到X光表现，常需3～5年才可诊断出来。（表十六）

事实上，国外之研究显示，强直性脊柱炎诊断常延误8～9年左右，才被确定诊断，尤其女性诊断较男性晚。而初次发病在15岁以前，约为

4％；40岁以后发病，则为6％。而有90％左右的病患，发病年龄集中在15岁到40岁。

因此，早期认知强直性脊柱炎，绝对是必要的事。英国Dr. Calin教授就曾在1977年提出临床五要点：（表十七）

1. 40岁以前发病。
2. 下背痛超过三个月。
3. 疼痛是慢慢温和开始。
4. 背痛并发晨间僵硬超过30分钟以上。
5. 容易晨间背部僵硬，但运动后可改善。

〔表十六〕

强直性脊柱炎患者诊断的挑战及困难性

1. 在一般人当中，慢性下背痛是很常见的（但为脊柱关节炎的仅占5％）。
2. 一般民众对于强直性脊柱炎的病识感很低。
3. 从放射线上发现异常，也都是比较晚期才会出现（3~5年或更久）。

如果您符合上述五点中的四点以上，则为发炎性腰背痛，优先考虑的疾病即为强直性脊柱炎。而2006年德国Rudewailt医生经过ASAS专家会议，再重新修订为四点：

1. 疼痛通常在半夜或清晨。
2. 会有交替发生的臀部疼痛。
3. 疼痛伴随有晨间僵硬超过30分钟以上。
4. 运动可改善晨僵之症状。

只要有上述任两点以上，即需高度怀疑发炎性下背痛及脊柱关节炎可能性。

另外针对医生，如何早期诊断或认知脊柱关节炎，其内容列于（表十八）：基本条件为四十岁以前发病，且慢性下背痛超过三个月以上。

如有A、B、C任何一项者，皆须考虑脊柱关节炎之可能性，而需将病患转介给风湿科专业医生做进一步确认。〔表十八〕

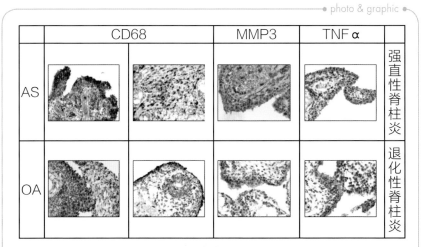

08.强直性脊柱炎病理变化。T淋巴球、B淋巴球、单核球（CD68细胞）、肿瘤坏死因子（TNF-α）、基因蛋白水解酶（MMP）。

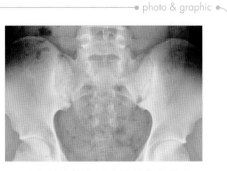

09 强直性脊柱炎骶髂骨关节变化（两侧）（第二度）

〔表十七〕

下列5点，回答4点以上阳性者，可考虑为强直性脊柱关节炎

1.40岁以前发病

2.症状缓缓开始

3.发病期间超过3个月以上

4.腰背痛晨间僵硬

5.病人症状，经运动会改善

〔表十八〕

基本条件：慢性腰背痛＞3个月
发病年龄＜40岁

A.临床表现	B.实验室检查	C.X光检查
（1）发炎性腰背痛		荐肠骨关节炎
（2）晨间僵硬＞30分钟，半夜或清晨疼痛	HLA-B27阳性	◎X光第二度以上
（3）运动后疼痛改善		◎或核磁共振（发炎表现）

上述A、B、C有任一为阳性者，即需寻访风湿科专业医生

如何早期诊断或认知脊柱关节炎

如何知道自己是否得了强直性脊柱炎？

通过病史、物理学及影像检查

强直性脊柱炎是一种炎性的关节型疾病，主要是影响到脊柱。病情发展严重后，腰颈部不能转动，若有人在后面喊一声，患者也不能自如地回头答应，只能来个全身大转弯向后转。少数病人到了晚期，整个脊柱和下肢向前屈曲，成强硬的弓形。

医生如要早期诊断或认知强直性脊柱炎，患者必须告知医生患病过程中所有之症状及临床表现，包括曾经发生或现有之症状，如发炎性下背痛、周边关节炎、跟腱炎或肌腱附着点发炎、虹膜炎、指或趾骨炎。另外，家族史亦相当重要，如病患父母亲或兄弟姊妹、叔伯等亲人是否曾患病等。

理学检查则包括病患骶髂关节是否有压痛，周边关节是否有积水。如有积水，则可抽取关节液去作进一步之分析。另外，可触诊跟腱，看是否有肿胀及压痛。且如有腰痛、肩痛或髋关节疼痛，皆须测试是否有压痛或肿胀。

当病患有明显之手指或脚趾整个肿胀、疼痛，此即为所称的趾骨炎。眼睛如有怕光、视力模糊症状，需确认是否为虹膜炎，必须请眼科医生检查。

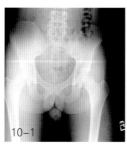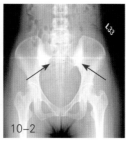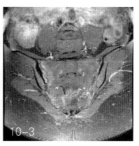

10 强直性脊柱炎病患，22岁男性，下背痛，骶髂关节正常（10-1）。另外一年轻病患，MRI及X光皆有骶髂骨关节炎（有骨髓性水肿）（10-2、10-3）。

在影像学检查上，通常针对临床疑似患者，必须照骨盆腔X光，如影像明显显示两侧超过第二度以上骶髂骨炎之变化，再配合临床典型症状，即可诊断为强直性脊柱炎。

X线检查对强直性脊柱炎的诊断有极为重要的意义，98%～100%病例早期即有骶髂关节的X线改变，是本病诊断的重要依据。

然而如果传统X光无法明确显示骶髂关节异常，则下一步可考虑之检查为磁振造影（MRI），可藉助STIR技术（不需打显影剂）或打药（gadolinium），即可早期侦测两侧骶髂关节炎或脊柱炎（图10）。另外尚可使用磁振造影去侦测脊柱骨骨性发炎（osteitis/enthesitis）。如无法使用磁振造影，则可考虑电脑断层（CT）。

缺一不可的临床诊断三要素

虽然诊断强直性脊柱炎有不同之版本（如Rome、Amor等），但目前最常使用仍为修正版之纽约区分诊断（Modified New York Criteria）。此包括X光照射必须有两侧第二度以上之骶髂骨关节炎，或一侧第三度以上之骶髂骨关节炎。

而临床部分，包括发炎性下背疼痛，时间必须超过3个月以上，且运动可改善；二为腰椎前屈幅度明显小于3厘米以下；三为患者胸廓最大吸气与吐气之差距，明显小于3厘米，才能确诊为AS。（表十九）

相关疾病剔除法

如有典型发炎性下背痛，或已确定为强直性脊柱炎患者，合并有持续或反复性腹泻、皮肤银屑病、结膜炎、虹膜炎及尿道炎等，则需检查排除发炎性肠道病变（如溃疡性大肠炎、Crohn's disease）、银屑病、反应性关节炎或贝西症症候群等。

因为早期性脊柱病变，皆可表现出强直性脊柱炎之相关症状。然而银屑病需经皮肤科专家确认，而虹膜炎则需眼科医生确定。另外，无法区分之脊柱关节炎（USPA），则需定期追踪，观察未来此脊柱关节炎是否会转变成强直性脊柱炎、银屑病关节炎或反应性之关节炎等之可能性。也有少数患者终其一生，一直维持此无法区分之脊柱关节炎。

（表十九）

强直性脊柱炎之诊断要件	
临床诊断条件	放射线诊断条件
-发炎性下背痛	-两侧骶髂骨炎大于
-脊柱前屈限制	第 II 级或一侧大于
-胸扩张度限制	第 III 级

094

04 如何治疗
强直性脊柱炎?

强直性脊柱炎因病人症状严重度而有不同。所幸许多病人骶髂关节炎发展至Ⅱ或Ⅲ级后并不再继续发展,仅少数人可进展至完全性关节强直。

（表二十）

强直性脊柱炎之治疗
1.卫生教育
2.药物治疗
3.物理治疗
4.手术治疗

强直性脊柱炎治疗的目的在于控制炎症,减轻或缓解症状,维持正常姿势和最佳功能位置,防止畸形。要达到上述目的,关键在于早期诊断早期治疗,采取综合措施进行治疗,包括教育病人和家属如何进行卫生教育、药物治疗、物理治疗、手术治疗等。（表二十）

建议的卫生教育方法

该病治疗从教育病人和家属着手,使其了解疾病的性质、大致病程、可能采用的措施以及将来的预后,以增强抗病的信心和耐心,取得他们的理解和密切配合。

病人应注意日常生活中要维持正常姿势和活动能力,如行走、坐位和站立时应挺胸收腹,睡觉时不用高枕,睡硬木板床,取仰卧位或俯卧位,每天早晚各俯卧半小时；参与所能及的劳动和体育活动；工作时注意姿势，防止脊柱弯曲畸形等。同时，保持乐观情绪，消除紧张、焦虑、抑郁和恐惧的心理；戒烟酒；按时作息，参加医疗体育锻炼。

建议的体育疗法

对各种慢性疾病均有好处，对强直性脊柱炎更为重要。体育疗法可保持脊柱的生理弯曲，防止畸形；保持胸廓活动度，维持正常的呼吸功能；保持骨密度和强度，防止骨质疏松和肢体废用性肌肉萎缩等。具体可作以下运动。

(1)深呼吸：每天早晨、工作休息时间及睡前均应常规作深呼吸运动。深呼吸可以维持胸廓最大的活动度，保持良好呼吸功能。

(2)颈椎运动：头颈部可作向前、向后、向左、向右转动，以及头部旋转运动，以保持颈椎的正常活动度。

(3)腰椎运动：每天作腰部运动，前屈、后仰、侧弯和左右旋转躯体，使腰部脊柱保持正常的活动度。

(4)肢体运动：可作俯卧撑、斜撑，下肢前屈后伸，扩胸运动及游泳等。游泳既有利于四肢运动，又有助于增加肺功能和使脊柱保持生理曲度，是AS最适合的全身运动。

病人可根据个人情况采取适当的运动方式和运动量，开始运动时可能出现肌肉关节酸痛或不适，但运动后经短时间休息即可恢复。如新的疼痛持续2小时以上不能恢复，则表明运动过度，应适当减少运动量或调整运动方式。

建议的药物治疗

包括止痛剂、非类固醇抗发炎药物、激素、免疫调节药物，如思乐（Salzopyrine）、Methotrexate、Cyclosporin（环疱霉素）等。生物制剂如Enbrel（恩利）、Humira（修美乐）。（表二十一）

一般而言，脊柱关节炎对传统的非类固醇抗发炎药物（NSAIDs）之感受度颇佳。非类固醇消炎药在发病期应该使用足够的剂量，且为第一线治疗药物。但如果病患属于胃肠道疾病之高风险群，就应该使用非类固醇消炎药合并胃肠保护剂，或是选择性第二型环氧化酶（COX-2）抑制剂。

大约有75%的强直性脊柱炎患者，在使用非类固醇消炎药的48小时内，疼痛会缓解；但是如果是其他原因所造成的背痛，大约只有15%的患者有疗效。因此对于非类固醇消炎药的反应，可以作为诊断工具及参考指标。（表二十二）

患者发作程度或许轻重有别，但在症状明确且持续时，需长期服用非类固醇消炎药。国外曾对连续性及间歇性使用非类固醇消炎药的强直性脊柱炎患者进行调查，发现连续服用者（或每日服用者），较间歇性服用者预后佳，且可阻挡强直性脊柱骨之破坏与黏连。所以则可视情况，间歇性服用消炎镇痛剂（图11）。

（表二十一）

强直性脊柱炎治疗之趋势 ——药物治疗

止痛剂

非类固醇抗发炎药物

类固醇

口服

注射：静脉、关节

免疫调节药物

Salzopyrine（思乐）

Methotrexate

Arava

Cyclosporin（环疱霉素）

生物制剂

Etanercept（Enbrel恩利）

Infliximab

Adalimumab（Humira修美乐）

至于较不伤肠胃之非类固醇消炎药，如西乐葆（Celebrex）或安康信（Acroxia），则优先采用。因为临床观察其效果，传统之西乐葆与克炎indomethacin（acetmet）或扶他林diclofenac（volteren）之效果相近。（表二十三）事实上，个人之临床经验显示，少数严重之强直性脊柱炎患者，必须使用传统之非类固醇消炎药，如扶他林（diclofenac）或克炎栓剂（indomethacin），方可控制症状（表二十四）。

（表二十二）

非类固醇消炎药 NSAIDs：
强直性脊柱炎的标准疗法

1. 在疾病发病期应该使用足够的剂量。
2. 非类固醇消炎药–第一线治疗药物。
3. 如果病患属于胃肠道疾病高风险群，就应该使用非类固醇消炎药合并胃肠保护剂或是选择性第二型环氧化酶抑制剂。
4. 大约有75%的强直性脊柱炎患者在使用非类固醇消炎药的48小时内疼痛会缓解，但是如果是其他原因所造成的背痛大约只有15%的患者有疗效。
5. 因此对于非类固醇消炎药的反应可以作为诊断工具及参考指标。

（表二十三）

非类固醇抗发炎药物

1. COX-1为主 – Indocin, Volteren
2. COX-1/COX-2 – Mobic（莫比可）, Relifex
3. COX-2为主 – Celebrex（西乐葆）, Acroxia

另外，强直性脊柱炎有两个主要的治疗方法，一是针对中轴脊柱之治疗，二是周边关节炎（Peripheral arthritis）的治疗。

中轴脊柱之治疗（表二十五）

强直性脊柱炎如不侵犯周边关节或肌腱附着点发炎，通常治疗之药

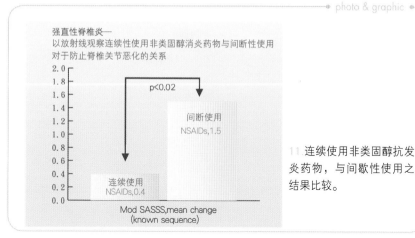

强直性脊椎炎——
以放射线观察连续性使用非类固醇消炎药物与间断性使用
对于防止脊椎关节恶化的关系

p<0.02

间断使用
NSAIDs,1.5

连续使用
NSAIDs,0.4

Mod SASSS,mean change
(known sequence)

11 连续使用非类固醇抗发炎药物，与间歇性使用之结果比较。

物，仍以非类固醇抗发炎为主要药物。而使用于治疗类风湿关节炎常用之免疫调节剂（DMARDs），如甲氨蝶呤（methotrexate）、烃氯喹（plaquenil），在强直性脊柱炎之临床效果不佳，故并不积极推荐使用。然如病患无法负担生物制剂（Anti-TNF-α therapy）之费用，且病情严重者，则可考虑使用沙利度胺（Thalidomide）。

如上述药物皆无法控制强直性脊柱炎病情，最后一步则需使用抗肿瘤坏死因子抑制剂（anti TNF-α antagonist），其主要作用为经由抑制肿瘤坏死因子（TNF-α），而达到抗发炎、抗免疫异常之作用。目前市面上，在国外有三种可使用，包括TNF-alpha拮抗剂（Infliximab）、恩

（表二十四）

为何优先选用第二型环氧化酶抑制剂COX-2（Celebrex）来治疗强直性脊柱炎

1.已通过治疗AS适应症（美国FDA早已通过）

2.强直性脊柱炎为慢性风湿病，多半患者需长期服用消炎药

3.Celebrex治疗效果，与传统COX-1等副作用较大之消炎药效果相同

4.使用低剂量（每日不超过400毫克）之Celebrex，未有明显证据对心血管系统有影响

5.使用Celebrex较安全（尤其肠胃道）

（表二十五）

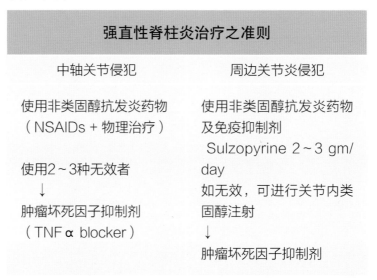

强直性脊柱炎治疗之准则	
中轴关节侵犯	周边关节炎侵犯
使用非类固醇抗发炎药物 （NSAIDs + 物理治疗） 使用2～3种无效者 ↓ 肿瘤坏死因子抑制剂 （TNFα blocker）	使用非类固醇抗发炎药物 及免疫抑制剂 Sulzopyrine 2～3 gm/ day 如无效，可进行关节内类 固醇注射 ↓ 肿瘤坏死因子抑制剂

利（Etanercept）、修美乐迈（Adalimumab）。

（表二十六）

（表二十六）

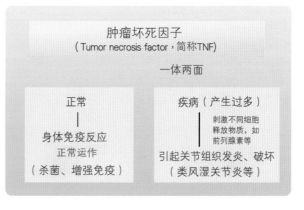

肿瘤坏死因子	
（Tumor necrosis factor，简称TNF）	
一体两面	
正常	疾病（产生过多）
↓ 身体免疫反应 正常运作 （杀菌、增强免疫）	刺激不同细胞 释放物质，如 前列腺素等 ↓ 引起关节组织发炎、破坏 （类风湿关节炎等）

在台湾，目前仅有后两者可使用。TNF-alpha拮抗剂为静脉注射之人鼠混合单株抗体，常用方式为静脉双周注射3～5mg/kg，之后每4～8周再注射。此药常见之副作用为感染，尤其是结核菌，通常在注射90天以后发生。

另外，因此药为人鼠混合之蛋白，故在注射时间长以后易产生抗体，而降低了药物之效果。目前在台湾使用最频繁的为TNF-α蛋白之接合体，即Etanercept（Enbrel 恩利，Pfizer）。此为皮下注射，每周2次。

（表二十七）

（表二十七）

四种肿瘤坏死因子使用于强直性脊柱炎

种类	注射方法	剂量	何时注射
Infliximab	血管	3~5 mg/kg	0、2、4、6、8周
Etanercept（恩利）	皮下	25 mg	每周两次
Adalimumab（修美乐）	皮下	40 mg	每两周一次
Simponi（欣普尼）	皮下		每月一次

依据国外及个人临床经验，此类药物为效果快，约2周左右，即可明显改善症状，包括下背痛、周边关节炎、肌腱附着点炎等，如继续使用维持之效果，可持续许多年。（表二十八）

除了临床上述症状改善外，其实对疾病活性度指标（BASDAI）或功能性指标（BASFI），及血中红血球沈降速率（ESR）或C-反应蛋白（CRP），皆有明显之进步。

除了恩利（Enbrel）外，国内尚有Adalimumab（Humira复迈）欣普尼可使用，其效果与恩利相似。但恩利为每周注射两次，复迈（Humira）则为每两周注射一次，欣普尼为每个月1次。

（表二十八）

生物制剂恩利在慢性发炎性关节炎之角色

1. 副作用较传统DMARDs少（少数患者有慢性感染）
2. 作用较传统DMARDs快
3. 对于易变坏之高危险群，可及早诊断、及早治疗
4. 扩及类风湿关节炎以外之治疗对象，包括强直性脊柱炎、银屑病关节炎、血管炎、雷特氏症候群等患者

周边关节炎（Peripheral arthritis）之治疗

大部分强直性脊柱炎并发周边关节炎，使用非类固醇类消炎药效果不错。如效果不佳者，则可加入非类固醇类消炎药中之思乐（sulfasalazine），偶尔可使用关节激素注射。（表二十九）

此药物于先前之研究，显示对强直性脊柱炎并发周边关节炎有效。一般使用之剂量为每日2次，每次2粒，共4粒（500mg × 4=2gm），最高可使用每日6粒（3gm）。

除了服用非类固醇类消炎药及思乐外，风湿科医生对较严重者，可考虑予以关节液抽取及关节腔内激素注射。如有黏液囊炎（Bursitis）或肌腱炎，亦可考虑使用激素注射于黏液囊腔内、肌腱腱鞘内，使症状得到缓解。

然而，如上述治疗皆未有明显效果时，则需使用生物制剂（抗TNF-α抗体）。其治疗成效，事实上与中轴脊柱病变相同。然肿瘤坏死因子抑制剂，并非百分之百对强直性脊柱炎患者有效（国外报告70% ~

（表二十九）

临床如何使用"免疫调节剂"（DMARDs）于强直性脊柱炎

1. 仅脊柱侵犯。通常免疫调节剂"思乐"salzopyrine或methotrexate效果不佳，或有争论。
2. 周边关节炎－踝、膝、髋关节等。
   优先考虑使用思乐（salzopyrine）－4粒/日或加methotrexate－3~6粒/周
   偶尔可注射关节（激素）
4. 肌腱附着点炎（Enthesitis）
   通常免疫调节剂效果不佳，可考虑局部注射

80％病患有明显之治疗效果）。故少数病患如使用恩利无效，可转换成另一种生物制剂如修美乐；反之亦然。

建议的物理治疗

强直性脊柱炎因容易僵硬、强直及脊柱黏连，故"复健"在治疗此病之角色亦相当重要。

此病最易导致背部前倾，故往后作伸展运动需每日为之、时时为之。游泳、伸展操、伏地挺身，皆为相当有益此病之复健治疗（图12）。

建议的外科手术

此病因有20％～30％好发于髋关节，且愈幼年（约小于16岁）发病者，愈容易侵犯及破坏髋关节。故少数患者因髋关节破坏、变形，无法正常活动者，需作髋关节置换术。

目前针对严重且并发髋关节病变者，可考虑及早使用肿瘤坏死因子抑制剂。至于是否可完全免除髋关节变形、破坏，此方面犹待进一步临床观察，方可下结论。

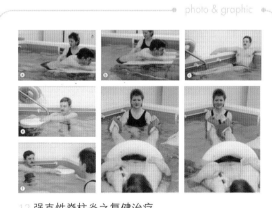

photo & graphic

12 强直性脊柱炎之复健治疗。

也有少数身体往前倾超过45度以上，且颈、胸、腰椎有严重黏连者，则可考虑手术矫正，使颈、胸、腰椎拉直，可减少病患向前倾，活动不便。

心理建设

其实当医生告知病患这种疾病时，他可能还不知所谓"强直性脊柱炎"为何。然经由医生、护理人员详细的解释，或自行从报章杂志网站收集有关此病之资讯后，患者反而开始紧张、焦虑、心情不佳，甚至无法入眠、忧郁。（表三十）

其最主要之原因，为病患对此病一知半解，尤其从此病字面上之"强直性"字眼，就以为自己以后可能完全僵直或无法活动，甚至有少数人会将此病与"渐冻人"联想在一起。

（表三十）

Ankylosing Spondylitis（强直性脊柱炎）
1.慢性，全身性的风湿疾病，有可能造成渐进性的脊柱恶化
2.经常造成严重的疼痛、不舒服，及身体功能的丧失
3.活动力减低及脊柱变形，周边关节毁损
4.影响病患的日常生活活动，进而减少生产力

在我超过十年以上治疗强直性脊柱炎患者的经验中，有少数患者因脊柱黏连，就以为此病已到末期，开始与外界隔绝，不理会家人、朋友，甚至不愿看病就医。且面对此一发病期间这么长、需要长久时间服用药物的疾病，更无任何耐心。

按照个人近年之研究（约500多位强直性脊柱炎患者），18.6％的患者发病后，脊柱至少有一节会黏连，9％的病患有严重之髋关节病变，造成活动不便。除了外形影响工作之外，本身之病变，亦使病患无法胜任粗重或细致之工作，故相对失业人口亦较多。

事实上，根据本科之近年研究资料显示，即使患者脊柱已到黏连程度，此强直性脊柱炎疾病仍处于活跃中，包括患者临床疼痛、僵硬或发炎指数仍非常高。因此如果患者拒绝治疗，则可能造成长期疼痛、无法活动，及脊柱继续前倾、骨质疏松等问题。

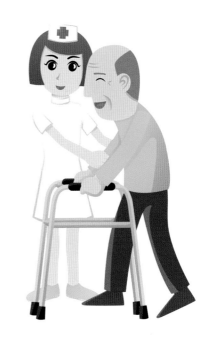

因此面对此病在生理及心理上的冲击，我认为患者首先应该用接受的态度进行积极的治疗，才是正确的想法。必要的时候去精神科门诊，也是好的方式。因为许多慢性疼痛，不一定全由强直性脊柱炎造成，如由焦虑、忧郁所导致之骨关节肌肉性疼痛，若使用抗焦虑或忧郁症药物，反而能让患者得到更佳之治疗效果。

建议的饮食疗法

强直性脊柱炎患者在进行饮食治疗时，应根据不同的病因选择不同的食疗方法。一般情况下，强直性脊柱炎分为风寒型和风湿型两类。风寒型强直性脊柱炎患者常见症状是：关节疼痛，且遇寒疼痛加剧，对此症的治疗应着重于祛风散寒止痛。具体的食疗方有：

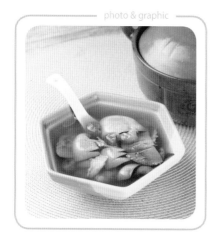

龙眼当归猪腰汤

/ 原料 / 猪腰400克，当归10克，桂圆肉40克，姜片少许

/ 调料 / 料酒10毫升，盐2克，鸡粉2克

/ 做法 / 1.猪腰洗净对半切开，切去白色筋膜，打上麦穗花刀。2.锅中注水烧热，放入料酒和切好的猪腰，汆去血水后，捞出，沥干待用。3.砂锅注适量水烧开，倒入猪腰、药材和姜片，加盖烧开后，小火煮40分钟至熟。4.揭开盖子，放盐、鸡粉，调味。5.用锅勺搅拌片刻，煮至入味。6.关火后盛出装入碗中即可。

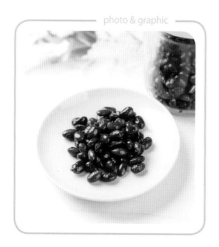

黄酒煮黑豆

/ 原料 / 水发黑豆200克，黄酒300毫升

/ 做法 / 1.砂锅置于火上，倒入黄酒、黑豆。2.盖上盖，用大火煮开后转小火煮1小时至食材熟透。3.揭盖，捞出黑豆。4.放入盘中，放凉备用。5.取一玻璃瓶，倒入黑豆。6.盖上盖保存，待食用时取出即可。

强直性脊柱炎的中医疗法

强直性脊柱炎是一种慢性炎性疾病，主要侵犯骶髂关节、脊柱骨突、脊柱旁软组织及外周关节，可伴随关节外表现。患者早期无明显不适症状，病情进展期会出现腰、背、颈、臀、髋部疼痛以及关节肿痛，夜间痛或晨僵明显，活动后缓解，足跟痛或其他肌腱附着点疼痛，严重者可发生脊柱畸形和关节强直。

按摩疗法

治疗强直性脊柱炎的穴位共有8个，包括夹脊、环跳、秩边、巨髎、风市、阳陵泉、足三里、绝骨（见下图）。

穴位定位&操作方法

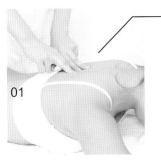

01

夹脊：位于背腰部，当第1胸椎至第5腰椎棘突下两侧，后正中线旁开0.5寸，一侧17穴。

用食指和中指指腹点按膀胱经俞穴及夹脊穴3~5分钟。

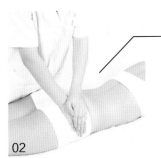

02

环跳：位于股外侧部，侧卧屈股，当肌骨大转子最凸点与骶管裂孔连线的外1/3与中1/3交点处。
秩边：位于臀部，平第4骶后孔，骶正中嵴旁开3寸。

用手掌依次在环跳、秩边穴上用力向下压按，有节律地一按一松，每穴各约1分钟，以酸胀为度。

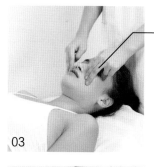

巨髎：位于面部，瞳孔直下，平鼻翼下缘处，当鼻唇沟外侧。

用双手指腹以顺时针方向按揉巨髎穴约1分钟，以患者自觉酸沉为度。

03

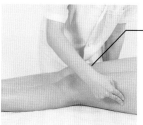

风市：位于大腿外侧部的中线上，当腘横纹上7寸。

用食指、中指揉按风市穴1分钟，先左后右，以潮红发热为主。

04

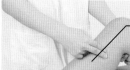
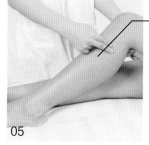

阳陵泉：位于小腿外侧，当腓骨头前下方凹陷处。

用食指、中指点按阳陵泉穴1分钟，以潮红发热为主。

05

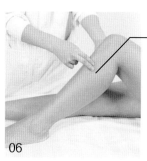

足三里：位于小腿前外侧，当犊鼻下3寸，距胫骨前缘1横指。

绝骨：位于小腿外侧，当外踝尖上3寸，腓骨前缘稍前方。

用食指、中指依次点按足三里穴、绝骨穴各1分钟，以潮红发热为主。

06

刮痧疗法

准备工具　刮痧板、经络油

穴位定位

- 大椎：位于后正中线上，第七颈椎棘突下凹陷中。
- 夹脊：位于背腰部，当第一胸椎至第五腰椎棘突下两侧，后正中线旁开0.5寸，一侧17穴。
- 委中：位于腘横纹中点，当股二头肌腱与半腱肌肌腱的中间。
- 承山：位于小腿后面正中，当伸直小腿或足跟上提时腓肠肌肌腹下出现三角形凹陷处。

操作方法

photo & graphic

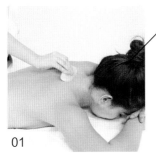

01

患者取俯卧位，露出背部，全身放松，医者找到大椎穴、夹脊穴，涂抹适量的经络油。医者用面刮法从大椎穴刮至夹脊穴10~15遍，自上而下，力度适中，以潮红出痧为度。

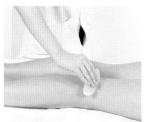

02

医者找到委中穴、承山穴，涂抹适量的经络油。医者用刮痧板面侧从委中穴刮至承山穴10~15遍，自上而下刮拭，力度由轻到重，以潮红出痧为度，对侧以同样手法操作。每个部位刮至出现紫红色斑块为止。7天一次，治疗4次为一疗程，3个疗程结束。

拔罐疗法

准备工具 火罐、气罐、拔罐器、止血钳、酒精棉球、打火机、新毛巾

穴位定位

- 大椎：后正中线上，第七颈椎椎棘下凹陷中。
- 夹脊穴：第一胸椎至第五腰椎，各椎棘突下旁开0.5寸。
- 膀胱经：位于背部正中线，旁开1.5寸
- 委中：腘横纹中点，当股二头肌腱与半腱肌肌腱的中间。
- 足三里：犊鼻穴下3寸，距胫骨外侧约一横指处。
- 血海：髌骨内缘上二寸，当股四头肌内侧头的隆起处。
- 阴陵泉：小腿内侧，当胫骨内侧髁后下方凹陷处。
- 太冲：行间穴后约一寸五分，当足第一、二跖骨结合部之前凹陷中。

操作方法

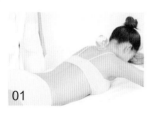

01

患者取俯卧位，医者找到大椎、夹脊穴、膀胱经，用热毛巾擦拭清洁以上穴区部位。

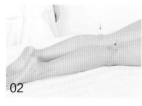

02

在清洁部位涂抹适量经络油。

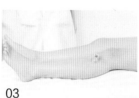

03

医者右手持罐，左手用止血钳夹住蘸有酒精的棉球，点燃棉球后，伸入罐内旋转一圈马上抽出，将火罐扣在大椎穴上，沿着华佗夹脊穴、膀胱经依次来回走罐，以皮肤潮红为度。

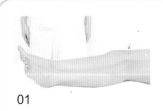

01

医者找到委中穴，用热毛巾擦拭清洁委中穴。

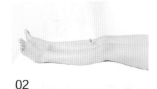

02

用拔罐器将气罐拔取在两侧委中穴上，留罐10分钟后取下。

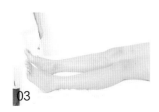

03

患者取仰卧位，医者找到一侧足三里穴，用热毛巾擦拭清洁足三里。

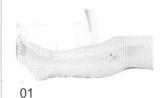

01

用拔罐器将气罐拔取在足三里穴上，留罐10分钟后取下。对侧以同样的方法操作。

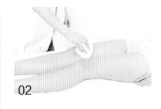

02

医者再找到同侧血海、阴陵泉、太冲，用热毛巾擦拭清洁以上穴区。

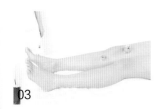

03

用拔罐器将气罐扣在穴位上，留罐10分钟后取下。对侧穴位以同样的方法操作。

Chapter 4

身体发痒其实是
重大警讯

案例一

小容现在为43岁妇人，27岁时她开始在身体不同部位出现红肿、发痒，五年后她的手部、腕关节、肘关节、膝关节及踝关节陆续肿胀、疼痛，且晨间僵硬超过一小时。

虽使用不同药物，包括免疫调节剂，如甲氨蝶呤（Mathotrexate）、环孢菌素（cyclosporin）、亚努麻（arheuma）与消炎镇痛剂等让症状缓解，但都是局部减轻，无法完全改善。最后尝试使用恩利（Etanercept），症状方明显缓解。

她长期严重发炎，导致手腕关节严重破坏，无法正常屈曲。最终诊断为银屑病关节炎，合并多发性关节炎（图01）。

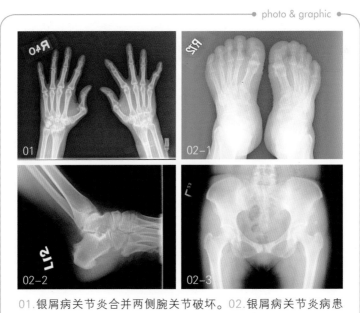

● photo & graphic ●

01.银屑病关节炎合并两侧腕关节破坏。02.银屑病关节炎病患有香肠趾（02-1）及跟腱炎（02-2），同时病患有骶髂关节炎（02-3）。

案例二

雅琪为48岁女性，她在44岁时开始出现下肢关节及脚趾关节病变，其中肿胀部分为踝关节、跟腱附着点，脚趾香肠病变，同时亦有下背痛，背部会在晨间僵硬。

一年多后她又出现银屑病病变，另外，关节及跟腱发炎严重，且X光显示二例有骶髂骨关节炎，脚跟有骨刺（图02），右脚趾关节破坏，最后诊断为银屑病关节炎合并右脚趾肢关节炎及脊柱关节炎型。

刚开始她使用的药剂，包括甲氨蝶呤（Mathotrexate）及亚努麻（arheuma）与acemet等消炎药，但症状改善有限。近一年来，她接受阿达木单抗治疗后，症状始明显改善许多。

案例三

清元为45岁男性，他在20岁开始发现有下背痛、晨间僵硬，之后脊柱渐有黏连，颈及腰椎活动明显受到限制。

当时诊断为强直性脊柱炎合并颈及腰椎黏连，并使用不同之非类固醇抗发炎药物，症状时好时坏。

• photo & graphic •

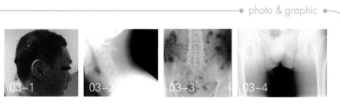

03.病患脸部有银屑病（03-1）合并颈部脊柱粘连（03-2、3）及骶髂关节炎（03-4）。

但20年后，他在42岁时，注意到身体银屑病之发生，且逐渐蔓延到全身。皮肤科医生确诊为银屑病，故他最后之诊断为银屑病性关节炎，并发单纯脊柱关节炎型（图03）。

案例四

小伍为25岁之年轻入伍新兵，某天突有手部远端指关节红肿热痛。服用非类固醇消炎药物后症状改善，但让他在一年内有头发脱皮、落屑等非常小的毛病，且指甲亦开始有轻微之破坏。经皮肤科医生确诊为银屑病，为银屑病关节炎并发远端趾关节病变及指甲病变。

案例五

64岁的退休公务员杨先生，3年前，他的小腿先是长出点点红斑，再蔓延到前身和背部出现一块块红皮，医生一开始总是给止痒药膏，等到出现关节痛时，还以为关节退化。直到去皮肤科问诊，才被确诊为银屑病关节炎。

因此，皮肤科专家表示，银屑病的初期表现，很容易与湿疹等皮肤病混淆，患者切莫自行擦药延误治疗。

01 身上银屑病是怎么来的？

若皮肤上出现红红的斑点及脱屑，且会发痒，让全身都不舒服，经检查后发现为银屑病症状，它是代表血管及表皮被侵犯的反应，又称为"干癣病"。

银屑病关节炎是一种与银屑病相关的炎性关节病，具有银屑病皮疹并导致关节和周围软组织疼痛、肿胀、压痛、僵硬和运动障碍，部分患者可有骶髂关节炎和（或）脊柱炎，病程迁延、易复发、晚期可有关节强直，导致残废。约75%银屑病关节炎患者皮疹出现在关节炎之前，同时出现者约15%，皮疹出现在关节炎后的患者约10%。该病可发生于任何年龄，高峰年龄为30~50岁，无性别差异，但脊柱受累以男性较多。在美国，银屑病关节炎患病率为0.1%，银屑病患者约10%~20%发生关节炎。我国银屑病关节炎患病率约为0.03‰。

银屑病关节炎是脊柱关节炎的家族疾病之一，属于血清阴性脊柱关节炎（seronegative arthritis，简称SPA），原先归属在类风湿关节炎内的一种疾病。自从1973年英国学者Dr. Brewerton 发现此脊柱关节炎，尤其是强直性脊柱炎，有非常高比率之HLA-B27基因（此基因90％以上发生于强直性脊柱炎病患），完全不同于传统的类风湿性关节炎，才逐渐将此脊柱关节病脱离类风湿关节炎的范畴，完全成为另一特殊之疾病，称为"血清阴性脊柱关节炎"。

为何称为"血清阴性"呢？因为70％类风湿关节炎病患，可出现类风湿因子（Rheumatoid factor），此为血清"阳性"之意；而脊柱关节炎95％以上不会出现此类风湿因子，故早期特别使用此名，将之称为"血清阴性脊柱关节炎"。

在血清阴性脊柱关节炎家族内，共有六种不同疾病，但却共同分享某些相似之临床表征，包括强直性脊柱炎、反应性关节炎（ReA）、银屑病性关节、发炎性肠道病变（IBD）、幼年型脊柱关节病变（SpA）及无法区分的脊柱关节炎等。

血清阴性脊柱关节炎与类风湿关节炎之不同处，包括类风湿因子阴性；HLA-B27基因阳性比率高，家族倾向亦高；常侵犯口腔、眼、皮肤、肠道等部位；男性较女性多见；可能因潜在或临床之感染引发；且以下肢关节炎及跟腱炎、趾骨炎表现居多。

根据银屑病关节炎近年之病理组织染色法，得知银屑病关节炎患者，滑膜内血管会明显增加，T淋巴球（CD4，CD8）、单核球（CD68，CD163）及早期中性白血球亦明显增加。上述诸多细胞被活化后，可释放大量细胞激素，引起银屑病滑膜发炎。

另外，破骨细胞大量地表现在发炎之滑膜、骨头、肌腱及韧带中，因而容易引发骨质疏松与关节磨损破坏。不同于类风湿关节炎、银屑病关节炎的滑膜组织内，骨形成蛋白（BMP）亦多，此与尔后肌腱及骨头增生黏连有关，造成病患行动不便。

因此银屑病关节炎其实是脊柱关节炎中相当独特的疾病，因为它非常多样化，除了周边关节、肌腱与中轴脊柱关节炎侵犯外，会侵犯皮肤、指甲等部位。

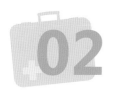

02 自己做皮肤检测

　　银屑病俗称牛皮癣或干癣，是一种慢性炎症性皮肤病。该病发病以青壮年为主，对患者的身体健康和精神状况影响较大。临床表现以红斑、鳞屑为主，全身均可发病，以头皮、四肢伸侧较为常见，多在冬季加重。皮肤银屑病在临床上的表现共有四种型态，以下分别说明之：

斑块状

　　最常见的一型。如果您的皮肤出现红色斑块，上面覆盖着银白色皮屑，且左右对称，分布在头皮、手肘背侧、膝盖和背部等，则可能是寻常性银屑病（psoriasis vulgaris）〔图04〕。

● photo & graphic ●

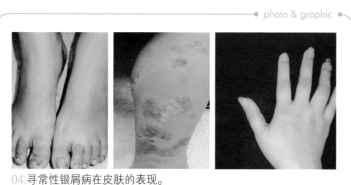

04.寻常性银屑病在皮肤的表现。

红皮状

如果您的全身皮肤出现红色并脱屑，可能是银屑病红皮症（psoriatic erythrodermia）。此症经常导致败血症和电解质不平衡，需紧急住院，积极治疗。

雨滴状

为突发性症状。如果您的全身皮肤出现小于一厘米的皮疹，可能是雨滴状银屑病（psoriasis gutta）。此症通常发生于上呼吸道感染后，推测可能和链球菌感染有关。

脓疱状

如果您的全身皮肤呈现脓疱状，可能是脓疱状银屑病（psoriasis pustulosis），严重时可导致死亡。发病原因有感染、怀孕和服用类固醇，可能伴随全身倦怠发烧、腹泻、白血球增加、低血钙及肝功能异常等，需住院治疗。

此外，银屑病另一重要的特征为：指甲会点状凹陷变色及碎裂，但通常不会单独出现。而上述四种类型之中，最难治疗及预后较差的为脓疱性银屑病。

事实上，银屑病严重起来，可侵犯身体各部位，而且又以头皮之发生率最高，有50％～80％的发生率。而20％～30％的银屑病病患由头皮先开始，通常第一次出现银屑病时间约为儿童及青少年时期。

至于为何容易发生在头皮？可能与头皮有高度密集之毛囊、血管构造或神经结构有关，使易致银屑病。但目前仍无法确定。

而银屑病会让头皮发痒，如不治疗或治疗无效时会严重落屑，这又尤其以女性较多，因此容易让患者产生巨大心理压力，严重者甚至可导致抑郁症。

事实上，银屑病皮肤病变是不可忽视的。依国外数据之统计，81%病患之头皮银屑病可长达五年以上，另外有持续的斑块（plaque），其会导致瘢痕性秃发（scaring alopecia）。

而我对银屑病及银屑病关节炎有高度的关注及兴趣，其实都肇因于我的母亲有长达15年以上之银屑病。她住高雄，好面子，因此当得到银屑病后，即不爱出门作客，又因皮肤痒难受，晚上常失眠，且不敢吃海鲜（因为中医强调海鲜会加重症状，其实是不正确的）。

我虽给予甲氨蝶呤（Methotrexate），但症状时好时坏。最后经人介绍去西螺寻访中医，却不幸吃到含类固醇之中药，引发月亮脸之产生，且血糖增高，糖尿病发作，此时才开始服用降血糖药物。

每忆至此，心中其实难过不已。因当时尚未有太多治疗银屑病之药物（包括生物制剂等），否则家母不至于因银屑病而影响她的生活品质。

头皮银屑病会影响社会心理因素，不外乎痒、银屑病皮肤、掉头发、红斑、恐惧、羞于见人及影响观瞻。

由此，您了解自己的皮肤会出现的症状了吗？当发生银屑病时，应该要积极早期治疗。

·03 其实不是腰酸背痛，而是银屑病关节炎！

银屑病关节炎为何会引起腰背痛？主要是因为银屑病关节炎所侵犯之其中一个部位为脊柱骨。事实上，银屑病关节炎可造成与强直性脊柱炎相同之腰背痛及晨间僵硬。

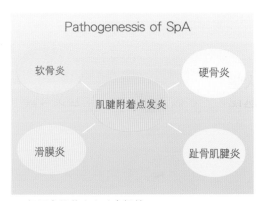

05.银屑病关节炎之致病机转

目前银屑病关节炎病变的原因与致病机理，其实与强直性脊柱炎非常相似（图05），侵犯以肌腱附着点（enthesis）发炎先开始，之后可波及到邻近之关节腔滑膜，造成滑膜炎（synovitis），之后再到软骨，造成软骨炎（chondritis），再转到硬骨造成硬骨炎（Osteitis），甚至是到肌腱，造成肌腱炎或指骨或趾骨炎（dactylitis）等。

脊柱关节炎（SPA）与类风湿关节炎两种疾病皆可引起关节内发炎、骨骼磨损、破坏，但二者最显著不同是脊柱关节炎较类风湿关节炎易发生新骨形成（New bone formation）（与退化性关节炎相同），会导致银屑病关节炎或脊柱炎形成骨赘，及最严重之竹子腰（Bamboo spine）。

有关发炎及骨骼磨损，目前认为是因类风湿关节炎或血清阴性关节炎所引起。在关节的发炎组织内有大量单核球及淋巴球浸润，而这些活化之发炎细胞，可产生大量之细胞激素，包括肿瘤坏死因子、介白质、干扰素与组织水解酶，包括基质蛋白水解酶（matrix metallo- proteinase 简称MMP）及胶原纤维酶（collagenase）。这些细胞激素及蛋白水解酶，皆可经由免疫机转产生发炎反应，且持续多年后仍可造成骨头之磨损破坏及变形。

骨破坏的另一重要因素为大量TNF-α及IL1产生之后，可促成RANKL及MCSF之产生，而此两种蛋白可活化关节内之破骨细胞（osteoclast）。而当破骨细胞活性增强，就会破坏骨头，造成骨质疏松与后续之骨折发生。

不同于类风湿关节炎，银屑病关节炎与强直性脊柱炎除了会造成前述关节磨损、破坏，此类疾病之骨形成蛋白或Wnt蛋白的增加，将导致大量新骨增生。如果颈及腰椎每一节段皆有上下新骨形成，最后病患将造成颈及腰椎完全强直、僵硬无法前伸及屈曲，即所谓的竹子腰或竹子颈。

目前按照国外CASPAR中之诊断要件，银屑病关节炎患者要具备下列五项，共三分，才能诊断为银屑病关节炎患者：（表一）

但少数银屑病关节炎患者为什么会形成竹子腰或竹子颈呢？目前原因不明，但相信"基因"可能是重要原因。

（表一）

目前按照国外CASPAR之诊断要件如下

必须符合上述关节炎之病患，加上

1. 银屑病（现有2分），过去或家族史阳性各1分
2. 类风湿因子阴性（1分）
3. 指骨炎（1分）
4. 指甲变化（1分）
5. X光表现（1分）

病患必须要具备上述3分＋关节炎，即可诊断为银屑病关节炎

04 银屑病关节炎的种类有哪些?

银屑病关节炎是一种与银屑病相关的炎性关节病。在美国,约有500万人得了银屑病,而上述病患中,约有6%到42%会患上银屑病关节炎。银屑病关节炎的表现方式有五种形态,以下为您说明: 〔表二〕

〔表二〕

银屑病关节炎的表现方式
1.多发性关节炎(超过五种以上之关节部位侵犯)
2.少发性关节炎(每次发作侵犯2~4关节)
3.远端指或趾关节炎(仅侵犯远端指或趾关节)
4.中轴关节炎(仅侵犯脊柱,如颈、腰椎)
5.关节多型性之变形(arthritis mutilans)

1.多发性关节炎

多发性关节炎型占15%,发作时会有超过五种以上的关节部位被侵犯,病变以近端指(趾)间关节为主,可累及远端指(趾)间关节及大关节,如腕、肘、膝和踝关节等。此症尤以女性居多,其类风湿因子为阴性。

患者如表现为多发性关节炎，则常侵犯上肢指关节及腕或肘关节。此时患者尚未出现银屑病，则事实上早期与类风湿关节炎无分轩轾。

此种多发性关节炎，通常愈后不佳。如关节持续发炎，常造成上下关节严重磨损、破坏，之后被侵犯之关节，可能有新生骨形，造成所谓"笔放入笔筒"或"望远镜形状"等特殊表现。此种X光表现，在其他风湿关节炎中非常少见或无法见到（图06、07、08）。

2.少发性关节炎

不对称性的周围寡关节炎，通常侵犯不多于四个关节，以手、足远端或近端指（趾）间关节为主，膝、踝、髋、腕关节亦可受累，分布不对称，因伴随远端和近端指（趾）间关节滑膜炎和腱鞘炎，特征为整个指（趾）可呈现典型的腊肠指（趾）（sausage digit）（图09）。此类患者在所有银屑病关节炎中最多，是常见的典型，约有40%~55%会急性发作，类似痛风的表现方式，约1/3甚至1/2此型病患者则在之后会逐渐演进成为多发性关节炎。

3.远端指或趾关节炎

远端指或趾关节炎占5%~10%，病变累及远端指间关节，为典型的银屑病关节炎，通常与银屑病指甲病变相关。远端指或趾关节肿胀、发炎，有可能是早发症状。因银屑病关节炎发生年龄为40~50岁，以男性较多，其症状会有红肿、发热及红斑，且指甲会增厚破坏。

但因与退化性关节炎症特征相似，因此常会辨别错误。如要辨别，可看其严重程度。一般来说，银屑病关节炎表现会比退化性关节炎严重。退化性关节炎容易侵犯指或趾关节，可能亦包括肿胀，且出现症状时间短，逐渐之表现为骨头增生，关节的破坏不会比银屑病关节炎严重等（图10）。

4.脊柱病型关节炎或中轴关节炎

　　银屑病关节炎其他的二种临床表现，则类似强直性脊柱炎表现，如下肢不对称的关节炎，包括踝、趾、膝关节发炎或跟腱

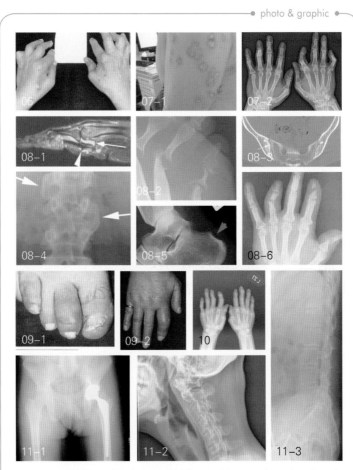

06.银屑病关节炎手部X光变形破坏与X光破坏。07.银屑病关节炎左侧第二、五指破坏及变形。07-1为皮肤银屑病，07-2为关节病变。08.银屑病关节炎在X光及MRI表现（手指关节破坏、笔入笔筒状、脊柱粘连）。09.指及趾骨炎（香肠脚）。10.银屑病关节炎侵犯远端指关节。11.银屑病关节炎之左髋关节病变（已手术）与颈部颈椎粘连。

炎、脚底筋膜炎与趾骨炎等，造成长期腰酸背痛、胸闷和颈部酸痛，行动不便，与强直性脊柱炎之周边关节炎或肌腱附着点炎相似。

约5%为年龄轻的男性，以脊柱和骶髂关节病变为主（常为单侧或节段性），下背痛或胸壁痛等症状可缺如或很轻，脊柱炎表现为韧带骨赘形成，严重时可引起脊柱融合、骶髂关节模糊、关节间隙狭窄甚至融合，可影响颈椎导致寰椎和轴下不全脱位。

但银屑病关节炎与强直性脊柱炎最大之差异为银屑病关节炎较少侵犯髋关节，大约10%患者可导致X光之髋关节病变（图11）。另外，银屑病关节炎发生虹彩炎之几率亦少于强直性脊柱炎。

此外，有20%～50%的银屑病关节炎可能有所谓"发炎性腰背痛"。其症状与强直性脊柱炎相似，常在半夜下背痛、晨间僵硬、背痛等，但在运动后可以改善。常会疼痛之部位包括骶髂及臀部。

银屑病脊柱关节炎症状发生时间较强直性脊柱炎晚，通常可能在20岁左右即开始发生慢性发炎性下背痛，30～40岁左右才发生银屑病。所以有少数患者早期会被诊断为强直性脊柱炎，一直等到银屑病出现时，才能确定为银屑病性脊柱关节炎。

5.关节多形性之变形

由于关节磨损，患者可能会呈现严重的关节变形，指骨吸收变短，或产生类似望远镜样嵌入性或套筒性变形。患者时常伴有严重的皮肤病变，虽然其发生几率少于5%，仍值得注意。

以上即是五种银屑病关节炎的表现方式。通常银屑病关节炎常在银屑病发生后3～5年（图12），开始有上述前4项关节炎的症状。事实上，患者不仅有关节炎或脊柱炎之表现，有时表现为肌腱附着点炎（如跟腱炎）或指骨炎（趾骨炎）等。通常以不对称表现居多，患者此时手或脚肿胀、疼痛，伴有晨间僵硬，类似幼年型脊柱关节炎。

在少数之银屑病关节炎患者，可能出现系统性症状，包括下肢、指关节、手部多发性关节炎及脊柱关节病变。据我近10年的观察发现，假如病患几乎所有关节及脊柱皆波及，此时最有可能罹患"银屑病关节炎"。

近来也有学者将银屑病关节炎分为三种类型：①类似反应性关节炎伴肌腱端炎的单关节和少关节炎型；②类似类风湿关节炎的对称性多关节炎型；③类似强直性脊柱炎的以中轴关节病变为主（脊柱炎、骶髂关节炎和髋关节炎），伴有或不伴有周围关节病变的脊柱病型。

〔表三〕银屑病与银屑病关节炎发生之顺序

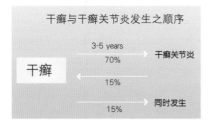

银屑病关节炎，如关节或脊柱病变严重时，可在发病数年后，周边关节磨损、破坏、变形，其表现甚至较类风湿关节炎更严重。其侵犯到脊柱最严重者可引起竹子腰，尤其是发炎指数持续增加者，及使用非类固醇抗发炎药物无效者。〔表三〕

银屑病关节炎、类风湿关节炎，非仅侵犯关节或脊柱，本身亦容易发生心血管疾病，尤其慢性严重之病患，长期使用非类固醇消炎止痛剂（COX2），则必须注意心血管疾病之发生。

05 如何治疗银屑病性关节炎?

因为银屑病及关节炎的症状，给病人带来极大的生活不便，其严重程度，视侵犯部位是否已有关节破坏变形而有所不同。

严重者，病患双手已无法执行日常之工作，包括家事、搬运东西、使用电脑等，患者下肢侵犯则可能无法正常行走、无法久站及久坐、睡眠品质不佳或性生活障碍等都可能发生。

其实影响病患最多的是因外观不良、关节肿胀或变形、无法找到工作或无法胜任工作。除了带给身体上的苦痛外，尚有严重之情绪异常甚至抑郁症等。

而银屑病通常在冬天天冷时较严重或较易复发，故冬天适当的保暖是必须的。另外服用部分药物亦可造成银屑病复发，因此在使用前，需先征得相关科别医生之同意。

治疗银屑病关节炎目的在于缓解疼痛，延缓关节破坏，控制皮肤损害。关于银屑病关节炎的治疗可分为两大部分：第一为皮肤及指甲的治疗，第二则为针对关节或关节周边组织，如肌腱、韧带等问题所进行的治疗。以下就为您介绍：

建议的外用擦药

关于治疗皮肤及指甲的方式，目前有下列几项：

· 用滋润乳液柔软肌肤。
· 用角质溶解剂（salicylic acid）软化异常角化之皮肤。
· 用煤焦油（coal tar）去油，并减少皮肤油脂的合成。
· 用外用类固醇抗发炎药物、止搔痒。
· 用维生素D药膏（calcipotrial）加强皮肤免疫系统。
· 用维生素A酸药膏（Tazarotene）让角质化正常，刺激胶原蛋白增生。
· 用非类固醇之tarcolimus药膏治疗。

建议的内服用药

上述第一线药物，对银屑病不严重者较为有效。但如全身性银屑病，或用药物无法压制皮肤症状时，则需使用第二线药物，包括照光治疗（phototherapy）及药物治疗，如维生素A酸（Acitretin）、甲氨蝶呤（methotrexate）或环孢菌素（cyclosporin）等。

照光治疗（phototherapy）与维生素A酸（Acitretin）

一般照光治疗及phototherapy之药物使用，通常由皮肤科医生建议；而甲氨蝶呤及环孢菌素则通常由风湿免疫科建

（表四）银屑病及银屑病关节炎之免疫调节剂剂量表

药物	使用方法
甲氨蝶呤	3~6粒/周
环孢菌素	3 mg/kg/日
艾炎宁膜衣锭	20mg/日
斯乐肠溶锭 Salazopyrin	2~3mg/日

议使用〔表四〕，皮肤科医生却非常少用。其可能之原因为上述两种免疫调节剂，皮肤科医生担心长期使用会影响肝或肾功能，尤其中国为乙肝流行地区。

药物治疗

·甲氨蝶呤（methotrexate）

甲氨蝶呤早期使用，对皮损和关节炎均有效，可作为首选药。剂量低，可口服、肌注和静注，开始每周三次，如无不良反应、症状加重者可逐渐增加剂量每周六次，待病情控制后逐渐减量，维持量每周三次。用药期间应定期查血常规和肝功能，如肝功能比正常上限高于两倍以上，则需减药或停药。

·环孢菌素（cyclosporin）

用于中、重度病人。如甲氨蝶呤无效或有影响肝功能之副作用时，则可考虑使用环孢菌素。此药通常建议剂量为3mg／kg／day，如50kg体重，建议每日用150毫克。但此药最常引起之并发症为肾功能病变，如使用2～3年，或肾功能已出现明显异常，则需考虑停药。

·来氟米特（leflunomide）

除了甲氨蝶呤或环孢菌素，近年来另一免疫调节剂来氟米特（leflunomide）（Arava），亦可使用于银屑病或银屑病关节炎之患者。一般使用剂量为每日20毫克，此药物在少数患者可造成腹痛、腹泻、掉发及肝功能异常，故早期使用亦需测试肝功能。

如上述之免疫调节剂及非类固醇抗发炎药物（DMARDs）无效时，就会使用最强而有效之药物，为肿瘤坏死因子抑制剂（TNF-α inhibitor）。其中最常用的为三种药物，包括TNF-alpha拮抗剂Infliximab、恩利（etanercept）、阿达木单抗（adalimumab）。

· Infliximab

infliximab是一种特异性阻断α肿瘤坏死因子的人鼠嵌合型单克隆抗体，属于目前可使用的TNF拮抗剂。它通过静脉注射给药，与TNF高效特异结合，需每隔4~8周注射一次。此药较恩利易产生结核病。治疗的适应征包括类风湿关节炎、强直性脊柱炎、银屑病性关节炎和克罗恩病。

· 恩利（etanercept）

是由辉瑞公司研发的一种用于治疗类风湿关节炎（RA）和强直性脊柱炎（AS）的生物DMARD药物（改善病情的抗风湿药），属于融合蛋白类肿瘤坏死因子α（TNF-α）抑制剂，肝肾功能损害的患者或老年患者（≥65岁）无需进行剂量调整。剂量为25mg，每周皮下注射二次，通常一个月后，关节、皮肤症状有80％以上会获得明显改善。目前恩利在中国被批准用于治疗：（1）中度至活动性类风湿性关节的成年患者，对包括甲氨蝶呤（如果不禁忌使用）在内的DMARD无效时，可用蒽利与甲氨蝶呤联用治疗。（2）重度活动性强直性脊柱炎的成年患者，对常规治疗无效时可使用此药。

· 阿达木单抗（adalimumab）

阿达木单抗是一种与TNF高效特异结合的完全人源化单克隆抗体。通过皮下注射给药，可以用于治疗类风湿性关节炎、银屑病性关节炎和强直性脊柱炎。阿达木单抗也可有效地治疗炎症性肠病。此药之剂量为40毫克，每两周皮下注射一次。对不喜欢注射针剂的患者，此药物应较恩利为佳。

除了TNF-α抑制剂外，当使用TNF-α抑制剂治疗银屑病无效时，目前其他可考虑使用之生物制剂包括Alefacept、Efalizmab、Reptiva及Ustekinumab（Stelara）等。故长久以来为病患所苦之银屑病，其实近十年来拜生物科技之进步，已经将此病给病患带来生理及心理上之不适降到最低。

· Vit. D3

此外有关银屑病之外用药物治疗，尚须提到活性Vit. D3。此活性Vit. D3是皮肤经阳光紫外线照射后，维生素D可形成之活性Vit. D3。

Vit. D3能抑制发炎有关之细胞激素（第一介白质、肿瘤坏死因子等）、增加抗发炎之细胞激素（第4及第10介白质）、抑制血管增生作用，及增加发炎细胞之破坏或凋亡等，维持正常皮肤组织，尤其是角质细胞的增生与分化作用所必需的维生素。

目前唯一经由美国FDA通过之外用Vit. D3，为得肤宁头皮液剂（calcipotriol），它本身可与Vit. D receptor结合。此结合器在皮肤内存在于各种不同细胞中，如角质细胞、黑色素细胞、纤维母细胞、T淋巴球、朗格汉细胞、B淋巴球及树突细胞等。

得肤宁头皮液剂可减少表皮细胞之不正常增生，增加细胞成熟，引导发炎细胞（T及B淋巴球）坏死，及有抗血管增生作用，故同时并用得肤宁头皮液剂及类固醇外用药膏，涂抹于银屑病部位，可减少表皮细胞不正常分化及有抗发炎作用，使得银屑病病变好转。

基本上治疗银屑病，除擦药、药物及物理治疗外，不论银屑病关节炎有任何部位之侵犯，仍先以使用非类固醇抗发炎药物为主。

患者如有胃溃疡病史，或年龄长者，仍以COX2之西乐葆（Celebrex）优先使用（较不伤肠胃）；而Celebrex如无法使用，则可使用另一COX2之安康信（Arcoxia）。但因此药目前未通过美国FDA之许可，故无法广泛使用。

患者有发炎性腰背痛，如同强直性脊柱炎，除了使用消炎药外，物理治疗仍为一重要治疗模式，包括游泳及作伸展运动等，需每日在不同时段执行。

另外有下肢周边关节炎或指骨炎等病患，当消炎药物无法控制时，可使用激素作局部注射。按照过去治疗之经验，部分病患确实可得到缓解。

而上述银屑病关节炎之四种病变，当非类固醇消炎药物、物理治疗、关节注射等皆无法压制病情时，最后之武器，即经由基因工程所萃取之生物制剂（biologic therapy）。

一般而言，关节症状改善通常早于皮肤症状之改善。在国外近十年之研究，所有Etanercept（恩利）、Humira（阿达木单抗）或Golimumab之效果皆相似，唯一差别仅在使用方法。

但生物制剂长久使用，需注意的是感染问题，包括细菌、病毒感染，其中结核菌（TB）或广泛性肺部感染需特别注意。我国是病毒性肝炎的高发区，另外须提高警觉的是原先乙肝的带原者（乙肝病毒表面抗原携带率平均约7.18%），在使用生物制剂后，少数患者可导致病毒大量增殖，造成肝炎或猛爆性肝炎之并发症，严重者可导致死亡。

因此，在使用上述肿瘤坏死因子抑制剂时，最好是先过滤潜在性结核（Latent TB）或乙肝带原者，如前者为阳性，则需先使用预防性抗结核药物，一个月后再给予生物制剂。如后者为阳性，则需使用肝安能一个月以上，再给予生物制剂，经由此一处理，可大大降低生物制剂使用之并发症。（表五）

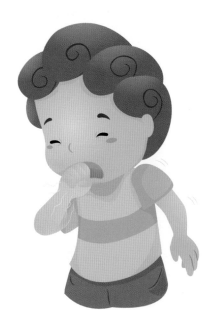

（表五）银屑病关节炎之治疗准则

疾病类型	周边关节炎	中轴脊椎炎	指或趾骨炎	肌腱附着点炎
药物	非类固醇抗炎药物	非类固醇抗发炎药物	非类固醇抗炎药	非类固醇抗发炎药物
方式	激素注射	物理治疗	局部注射	物理治疗
类别	免疫调节制 Methotrexate Cyclosporin Salzopyrin leflunomide	生物制剂	生物制剂	生物制剂
强项药物	生物制剂抗肿瘤坏死因子抑制剂 Infliximab Etanercept adalimumab	抗肿瘤坏死因子抑制剂	抗肿瘤坏死因子抑制剂	抗肿瘤坏死因子抑制剂

建议的饮食疗法

饮食对银屑病病情有重要的影响。虽然引发银屑病的诱因有很多，但是因为饮食不当导致病情复发和加重的情况十分明显，同时科学饮食对银屑病的治疗和康复又有很大帮助。下面为您介绍两款有助于减轻银屑病关节炎的食疗方。

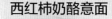

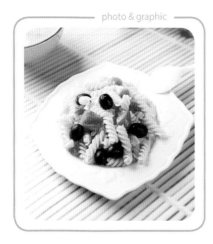

西红柿奶酪意面

/ 原料 / 意大利面300克，西红柿100克，黑
橄榄20克，奶酪10克，红酱50克，
蒜末少许

/ 做法 / 1. 西红柿洗好切成小块，奶酪切成丁
备用。2. 锅中注入适量清水烧开，
倒入意大利面，煮至熟软。3. 捞出，
装入碗中，备用。4. 锅置火上，倒入
奶酪，放入西红柿，拌匀。5. 倒入红
酱，拌匀。6. 盛出煮熟的食材，放入
装有意大利面的碗中。7. 加入黑橄
榄、蒜末，拌匀。8. 倒入盘中即可。

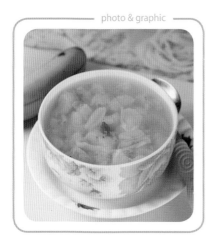

百合香蕉饮

/ 原料 / 鲜百合85克，香蕉100克

/ 调料 / 冰糖适量

/ 做法 / 1. 将香蕉剥去果皮，果肉切段，再切
条，改切成小块。2. 砂锅中注入适量
清水烧开。3. 倒入洗净的百合、香
蕉，搅拌均匀。4. 盖上盖，烧开后用
小火煮约15分钟至熟。5. 揭盖，放入
冰糖。6. 搅拌匀，煮至溶化。7. 关火
后盛出煮好的甜汤，装入碗中即可。

银屑病的中医疗法

　　银屑病也叫牛皮癣，是一种常见的慢性皮肤病。其特征是出现大小不等的丘疹，多发于头皮、四肢及背部，也可侵犯指甲和黏膜。初起为红色丘疹，扩大后形成大小不等的斑片，上面有银白色鳞屑，层层相叠如云母状，此病也许与病毒和链球菌感染、遗传、脂肪代谢障碍以及内分泌腺或胸腺机能障碍有关。

按摩疗法

治疗银屑病的穴位共有1个。足三里：位于犊鼻穴下3寸，距胫骨外侧约1横指处。

操作方法

photo & graphic

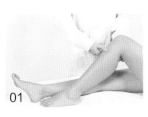

01

用大拇指或中指端进行操作，对准足三里穴的穴位中心点打，一打一提为1次，共30次。

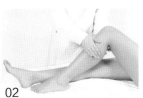

02

医者搓热掌心后迅速敷在足三里穴上，以顺时针的方向轻摩两分钟，再以逆时针的方向轻摩两分钟。

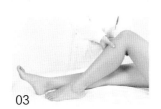

03

用拇指指腹对足三里穴揉按，每次揉按5～10分钟，每分钟揉按15～20次，注意每次按压要使足三里穴有酸胀、发热的感觉。

艾灸疗法

准备工具 艾条、打火机

穴位定位

● 足三里：犊鼻穴下3寸，距胫骨外侧约一横指处。

操作方法

photo & graphic

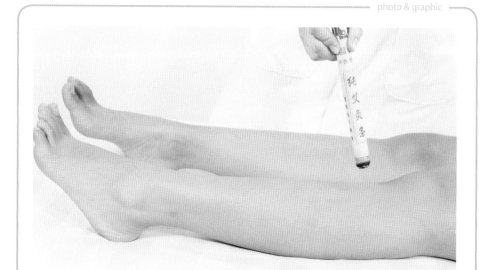

患者取仰卧位，医者用打火机将艾条一端点燃，找到一侧足三里穴，用雀啄灸法灸治10~15分钟。对侧以同样的方法操作。

拔罐疗法

准备工具 火罐、气罐、拔罐器、止血钳、酒精棉球、热毛巾、打火机

穴位定位

- 华盖：位于胸部，当前正中线上，平第一肋间。
- 巨阙：位于腹部，前正中线上，当脐上6寸。
- 曲池：位于肘横纹外侧端，屈肘，当尺泽穴与肱骨外上髁连线中点。
- 血海：位于髌骨内缘上2寸，当股四头肌内侧头的隆起处。
- 足三里：位于外膝眼下3寸，胫骨外侧约一横指处。
- 三阴交：位于小腿内侧，当足内踝尖上3寸，胫骨内侧缘后方。
- 大椎：位于第七颈椎棘突下凹陷中。
- 神道：位于背部，当后正中线上，第六胸椎棘下凹陷中。
- 肝俞：位于背部，当第九胸椎棘突下，旁开1.5寸。
- 脾俞：位于背部，当第十一胸椎棘突下，旁开1.5寸。
- 肾俞：位于第二腰椎棘突下，旁开1.5寸。

操作方法

photo & graphic

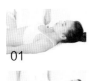

01
患者卧位，找到华盖穴、巨阙穴，用热毛巾擦拭清洁。用拔罐器将气罐拔取在这两个上，留罐15分钟后取下。

02
找到曲池穴，用热毛巾擦拭清洁。用拔罐器将气罐拔取在曲池穴上，留罐15分钟后取下。对侧重复此做法。

03
医者找到血海穴、足三里穴、三阴交穴，用热毛巾擦拭清洁该穴位。

04
用拔罐器将气罐拔取在以上穴位上，留罐15分钟后取下。对侧以同样的方法操作。

05
患者取俯卧位，医者找到大椎穴、神道穴、肝俞穴、脾俞穴、肾俞穴，用热毛巾擦拭清洁该穴区。

06
将酒精棉球点然后在罐内旋转一圈马上抽出，后迅速将火罐扣在大椎穴、神道穴、肝俞穴、脾俞穴、肾俞穴上，留罐15分钟后取下。

Chapter 5

长期疲劳会造成腰酸背痛?

案例一

晨晨为一50岁妇人，近年来常被腰背痛所困扰。因疼痛持续长久时间，因而有使用消炎止痛剂的习惯，但并未有明显之效果。常感容易倦怠、睡眠品质不佳，但即使能入睡，早上起床仍觉异常疲乏，胸口常觉得闷，有时呼吸亦感觉困难。

因此她到医院做检查，包括心肺系统、免疫学及内科等系列检查，包括发炎指数ESR、CRP等皆显示正常。因她症状异常严重，且常因身体不适，而无法参加朋友与家人之社交或出外运动等，因此求助风湿科门诊。

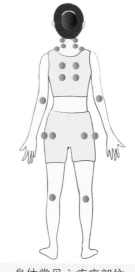

身体常见之疼痛部位

01.身体常见之疼痛部位

当她说到她有多发性肌肉肌腱疼痛时，我针对病患身上18个常见的压痛点进行检查（图01）。而当我的手轻压，如在斜方肌时，她即显出不寻常的疼痛（allodynia）。

当超过11个以上之压痛点，且个性属完美主义者的她，抽血无任何异常，此时即可诊断为"纤维肌痛综合征"。

因为此病难以控制，我们给予病患较不伤胃之西乐葆（celebrex），及含有曲马多（Tramadol）与解热镇痛剂scanol（扑热息痛）之及通安锭（ultracet）。及通安锭药物作用快，且可抑制神经传导系统中之神经传递素（neurotransmitter）释放，使得疼痛传导系统改变，减少疼痛之发生。因她睡眠不佳，故晚上加抗抑郁药阿普唑仑（xanax）及瑞美隆（remeron）。

案例二

小江为45岁女性妇人，她到风湿免疫科求诊，主诉为口干及全身酸痛。经入院检查抗核抗体（ANA）1：320，类风湿因子（RF）640，干燥抗体SSA（+），SSB（+）。

但她口干的症状，已可确定是休格林氏症（Sjogren's syndrome），有多年全身酸痛。经检查，身体上有多处压痛点，且容易焦虑、紧张、睡眠品质不佳等，曾看精神科诊所，因而被诊断为"精神官能症"。

我们分析她所使用之药物，包括非类固醇的消炎止痛药，如cataflan、celebrex，另加上ultracet（及通安）1.5# qid与neurotin 400mg Tid。患者症状虽改善，但进步缓慢，因此她还在家中做肌肉放松运动及水疗等。最后诊断为休格林氏症（口干症），并发纤维肌痛综合征。

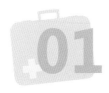

01 认识纤维肌痛综合征

纤维肌痛综合征是一种非关节性风湿病，临床表现为肌肉骨骼系统多处疼痛与僵硬，并在特殊部位有压痛点。纤维肌痛综合征可继发于外伤，各种风湿病，如骨性关节炎、类风湿关节炎及各种非风湿病（如甲状腺功能低下、恶性肿瘤）等。

根据国内外所做之流行病学调查显示，纤维肌痛综合征盛行率占所有人口之1%～2%，最容易发作之年龄为30～50岁，多见于女性。而在国外寻求风湿病医生之门诊患者中，此病约占10%～20%。因为此类疾病多半很难对付，所以患者通常寻访不同科之医生，包括骨科、神经科、新陈代谢科、中医科、疼痛科、风湿免疫科等多种科别。

且因检查结果正常，服用药物又无法立竿见影，故患者最后可能会服用许多来路不明的中药、保健食品、激素等，而造成更多之副作用，对病情完全没有助益。

全身广泛性疼痛和广泛存在的压痛点是所有纤维肌痛综合征病人都具有的症状。疼痛遍布全身各处，尤以中轴骨骼（颈、胸椎、下背部）及肩胛带、骨盆带等处为常见。其他常见部位依次为膝、手、肘、踝、足、上背、中背、腕、臀部、大腿和小腿。大部分病人将这种疼痛描写为刺痛，痛得令人心烦意乱。病人常自述关节痛，但细问则答称关节、肌肉甚至皮肤都痛。

患者除了身体上常见之疼痛点感觉疼痛不适外，有时候出会现胸闷、胸痛等症状，因而常会找心脏科医生求诊，但心脏科检查结果通常也是正常的。因为此类胸口闷、胸痛等症状，可能与焦虑紧张或自律神经异常有关，患者有时可能出现心悸、头晕、头痛等症状。

〔表一〕肌腱筋膜炎

常见部位	肩颈部、腰部及臀部
特征	压痛非常明显
特性	女性容易情绪焦虑、紧张、睡眠不佳

〔表一〕肌腱筋膜炎

事实上有些头痛，尤其是枕骨之头痛，与肌肉紧张有密切关系。所谓肌肉紧张性头痛，即与此有关。而上背痛最多见于斜方肌、上棘上肌等肌肉性疼痛，两侧肩胛骨内缘亦会痛。至于腰痛，患者可能疼痛部位包括腰椎骨中间及两侧臀部疼痛。这些部位的疼痛，通常肌腱筋膜炎压痛点非常明显，且患者多为女性，容易焦虑、紧张、睡眠不佳。〔表一〕

患者除了疼痛外，最常见之症状即为疲劳，可能是与睡眠品质不佳或无法入睡有关。即使入睡了，但常作梦，或容易惊醒，因此患者第二天仍觉异常疲倦。而疲倦可能影响食欲、精神不佳、不喜走出门外，包括社交、运动等，如此症状周而复始，甚至会有忧郁症之可能。

另外，有些患者会有吞咽困难，或大肠躁郁症，导致患者容易反复腹泻与便秘，有可能造成激躁性膀胱炎等。

在医生给予患者检查时，可能触诊到一些疼痛点，即使压迫轻微，患者亦常有异常之压痛。这些压痛点存在于肌腱、肌肉及其他组织中，往往呈对称性分布。在压痛点部位，病人与正常人对按压的反应不同，但在其他部位则无区别。以测痛计测量，低于正常人的压力，即可引出压痛。如果一个人的压痛点大于11个压痛点了，可被称为纤维肌痛综合征。

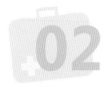

本病的病因还不清楚。可能与睡眠障碍、神经递质分泌异常及免疫紊乱有关。

目前认为纤维肌痛综合征患者的疼痛放大，是由于慢性刺激A-delta和C痛觉纤维，将疼痛讯息传送至视丘，并刺激β纤维，而传送至边缘系统，从而改变正常化学物质之释放，增强疼痛之反应。

上述之疼痛，如不有效处理，假以时日，此种有害的讯息可经由神经C纤维持续放送，形成所谓"中央敏感化"（central sensitization）的现象，造成小病不治疗变大病、小痛不治疗变大痛的情况。

身体上原先的小痛，如不治疗妥当，患者虽只是接收到轻微的碰触，但随着脊髓及大脑传送过程中的误解，而形成过度疼痛的反应，甚至造成自主神经系统中的B神经纤维，也开始传送这些有害讯息，造成讯号过载，这就是所谓的allodynia（疼痛放大症候群）。

上述之作用，其实是需要一些神经传导物质来帮忙完成。此类物质如P物质，即为一重要之神经传导物质。另外肌肉本身有些慢性伤害，使得肌肉相对缺氧，亦可能造成疼痛。如此对患者作身体负荷过重之运动，即可造成肌肉之疼痛加剧。

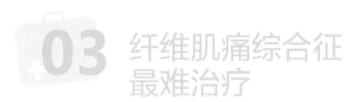

03 纤维肌痛综合征
最难治疗

　　纤维肌痛综合征，与类风湿关节炎、红斑性狼疮不同之处为：就算您做了所有的检查，但指数几乎都正常，因此很难被检测出来。基本上，此病也不会出现一些抗体，除非并发有红斑性狼疮或银屑病症等。

　　红斑性狼疮在国外的报告，约20％会出现此肌肉病变。在我的干燥症患者统计中，亦约15％会出现此疼痛症候群。另外虽有肌肉性疼痛，但抽血之发炎指数，包括ESR及CRP等皆正常，免疫球蛋白亦正常。少数此病会并发甲状腺病变，故另抽血做甲状腺素检查，也是有必要的。

　　一般纤维肌痛综合征患者喜欢到处看医生（Doctor shopping），但又一直觉得即使看了许多医生，疾病仍未见好转。在患者眼中，最不满意的是为何医生一直没有给他一个明确的诊断，做任何检查通通正常。

　　另一方面，即使吃过多种药物，症状却一直持续。当患者从早到晚一直有疼痛症状时，更不会满意医疗的处置，因而抱怨连连，让心情不佳及睡眠困难等，更加剧原先的疼痛。

　　因此对于纤维肌痛综合征的治疗就很重要，此可分为卫教治疗、物理治疗及药物治疗三类：

建议的卫教治疗

此部分通常最为需要，但却常常被医生们忽略了。当此病诊断确定时，我即给予患者心理建设："罗马不是一天造成的。"因此既然疼痛时间过长，想要短时间内好转，是不太可能的。

其实我是希望让他了解，"慢性疼痛"等同于其他慢性内科疾病，如高血压、糖尿病、痛风等。既然高血压、糖尿病需一辈子吃药，"慢性疼痛"也可能需要长期或一辈子吃药。

另外，患者亦需知道，当轻微疼痛不作有效控制时，疼痛可能会愈来愈严重，且被大脑记忆。疼痛一直不断在神经系统内激活，导致最后甚至必须长期使用类似吗啡之药物。因此，患者早期需接受医生指示，从中小剂量开始使用。如无副作用，视需要再调整至高剂量。

建议的物理治疗

患者慢性上下脊柱的肌肉性疼痛，让肌肉因疼痛及压力，长时间处于紧张状态。故如何让肌肉放松的物理治疗，即变得相当重要了。

物理治疗包括电疗、水疗及做肌肉按摩等运动。此物理治疗亦可能需花一辈子的时间进行。每当肌肉紧张疼痛时，亦可自行在家中作柔软体操。

首先，您可以在家中一天泡三次以上的热水浴或冲热水澡，再用小电毯热敷疼痛部位之肌肉。另外，个人坐姿亦相当重要，平日坐时必须使用高靠背的椅子，正确姿势是将整个背及腰完全贴附于靠背上，身体尽量放松，不要坐沙发或悬空无背的椅子。

另外，平日工作不宜太过劳累，不可过度作腰背运动，因为这样容易导致肌肉疲乏。过度的运动不但没有治疗的效果，反而会增加身体的不适与疲累。

建议的药物治疗

　　纤维肌痛综合征，大部分的治疗方式为提供止痛剂服用，此为治疗纤维肌痛综合征最需使用之药物。包括一般非甾体类消炎药（NSAIDs）、单纯止痛药，如扑热息痛及曲马多（Tramadol）、复方止痛剂（曲马多＋扑热息痛；及通安ultracet）、吗啡类等药物。以下就让我们来看清楚这些药物：〔表二〕

治疗纤维肌痛综合征常使用之药物

　　1．非甾体类消炎药（NSAIDs），如西乐葆、扶他林（voltaren）

　　非甾体类消炎药是一类通过抑制前列腺素合成酶从而能够消除疼痛、肿胀、四肢僵直及炎症的药物，它们都是有效

〔表二〕治疗纤维肌痛综合征常使用之药物表

骨关节疼痛

1.非甾体类消炎药
（NSAIDs）如扶他林（volteren）、布洛芬（Ibuprofen）等

2.止痛剂
扑热息痛（paracatonol, scanol）

3.非吗啡之止痛剂
曲马多（Tramadol）或及通安（ultracet）

4.吗啡型止痛剂
吗啡（Morphine）

5.抗抑郁剂
欣百达（Cymbalta）、左洛复（Zoloft）、瑞美隆 Remeron

6.三环抗郁剂
阿米替林（Amitriptyline）、丙咪嗪（Tofranil）

7.抗癫药物
加巴喷丁（Gabapentin）等

8.助眠剂
劳拉西泮（Lorazepam）、安定（Valium）等

的镇痛药物。

病患之疼痛，如早期轻微者，也许非甾体类消炎药即有效。它种类颇多，包括早期voltaren、Naposin、acemet、mobic、lonin，及较不伤肠胃的西乐葆（celebrex），与近年来之安康信（Arcoxia）。

非甾体类消炎药最常见的损害是胃肠道不适及溃疡。这种情况可能突然出现，对于65岁以上的患者风险更大，使用的剂量及时间增加风险也随之增加。患者应该要知道胃肠道出血的警示，如有胃溃疡病史者，建议使用西乐葆或万安康信。如老年人需使用时则需减量，且使用时间尽量缩短。其实，非甾体类消炎药对于肠胃道之副作用，不仅限于上肠胃道，下肠胃道包括大肠、直肠等处，一样会出现溃疡及出血之可能性。

由于非甾体类消炎药是在肾脏代谢消除，因此应该考虑到其肾毒性。在使用非甾体类消炎药之前以及治疗过程中临床医生应当监测肾功

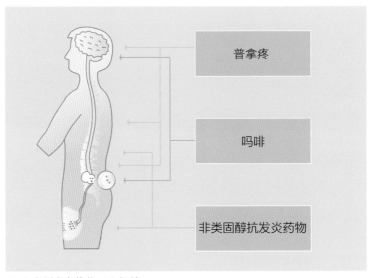

02.止痛剂在身体作用之机转

能。老年人或肾功能不佳者，建议也尽量不使用。

非甾体类消炎药中被划定为妊娠B类的药物包括优洛芬、甲氧萘丙酸、甲芬那酸、美洛昔康、萘普酮、恶丙嗪、甲苯酰吡啶乙酸、吡罗昔康、罗非考昔及塞来考昔被划分为C类。在使用非甾体类消炎药的时候不推荐母乳喂养。非甾体类消炎药还有许多其他的罕见但潜在的严重不良反应的报道，患者使用前应该咨询。

另外，非甾体类消炎药也可能对此病无效，如没有任何效果，建议早日停掉。

2.止痛剂，如扑热息痛（acetaminophen，paracatomol，scanol）

这类止痛药主要作用于中枢神经系统，选择性抑制和缓解各种疼痛，减轻疼痛而致恐惧紧张和不安情绪，镇痛同时不影响其他感觉如知

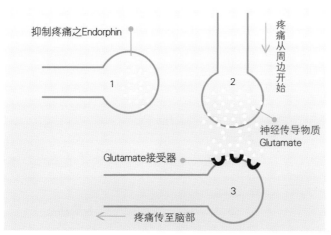

03 曲马多在身体之作用（周边到脑部的疼痛传导路径图）

觉、听觉，并且能保持意识清醒。

止痛药在治疗此病时，可单独作用，或与非甾体类消炎药并用。止痛剂可分为3种不同种类之药物。一般而言，市面上可买得到，在国内外最常使用，且为国人所熟知（scanol 或 paracetomol）。

依个人之观察，普拿疼对于轻度或中度之肌肉疼痛或头痛，应有某种程度之效果；但对于症状严重者，多半无明显效果。此药在非甾体类消炎药中，有些将其归于COX3，其作用之机转为抑制与脑部发炎有关之前列腺素〔图02〕。

3．非吗啡之止痛剂：曲马多（Tramadol）或及通安（ultracet）

普拿疼一般作用较温和，严重疼痛时可能需使用另一系统之止痛剂。单方为曲马多（Tramadol），此药剂量为50毫克，一天可使用150～200毫克。

〔表三〕

Ultracet如何使用
1.从低剂量开始
0.5粒（一天4次）→ 1# qid→1.5 qid→2# qid
2.最高剂量
2# qid（共8粒／日）

目前认为此药作用之机转，为结合神经传导系统之μ接受器。因此当曲马多（Tramadol）接在μ接受器时，可使原先神经纤维剂到神经细胞接合处，无法有效释放麸氨基酸衍生的界面活性剂（glutamate）、去甲肾上腺素（norepinephrine），或serotonin等物质，从而影响与疼痛有关的神经传导物质无法上传到脑部，使疼痛感觉不存在〔图03〕。

此药与吗啡类药物相比，导致成瘾机会非常低；然而其副作用，诸如恶心、呕吐、便秘、头晕等症状并不少见，从而影响此药使用的广泛性。曲马多（Tramadol）确实能明显改善许多较严重疼痛之病患症状。

而为减少曲马多（Tramadol）之副作用，最近有一复方止痛剂，为结合曲马多（Tramadol）、扑热息痛组合而成之药物，为及通安（ultracet）。

此复方成分将原先曲马多（Tramadol）50毫克减少为37.5毫克，而原先普拿疼500毫克减少为325毫克。此两种结合之有下列之优点：

（1）作用时间快于普拿疼。

（2）药效时间比曲马多（Tramadol）长，副作用相对变少。此及通安（ultracet）使用于肌肉疼痛症候群患者，效果不错，最高可服用一天4次，每次2粒，共8粒。

初期患者仍会有类似曲马多（Tramadol）恶心、呕吐之副作用，建议病患早期从每次半粒服用开始，等无副作用时再逐渐增加为每次1粒，甚至更高可为每次2粒。（表三）

以我个人及国外临床之经验，纤维肌痛综合征病患主要为神经传导系统异常，必须使用如曲马多（Tramadol）或及通安（ultracet）之类的药物；而单纯普拿疼可能无法压制病患症状。其实及通安（ultracet）使用于风湿病的机会相当多，表四为其适用范围。（表三）

4.吗啡型止痛剂Morphine

当及通安（ultracet）或曲马多（Tramadol）使用最大剂量仍无法阻挡腰背痛时，最后可使用之药物即为吗啡类（Morphine）药物。吗啡类为非常强之止痛剂，然因少数病患容易成瘾，故不到特别情况，尽量不

（表四）

止痛剂在临床上的应用

1. 止痛作用—如手术后或拔牙疼痛
2. 肌腱痛—网球肘、五十肩
3. 退化性关节炎—可作为第一线药物
4. 发炎性关节炎
   a.患者无法使用消炎镇痛药
   b. 可与NSAIDs并用

使用。

但如患者疼痛难当，也不能因吗啡类容易上瘾而不愿意使用。通常住院手术后或特别疼痛时，可使用注射用之吗啡如Demerol（50毫克）。吗啡类药物打太多时，易容易造成中毒，如呕吐、便秘等。口服吗啡剂，通常严重时可使用3～4次／日。

5.抗忧郁剂，如欣百达、左洛复（Zoloft）、瑞美隆（Remeron）

新型抗忧郁剂，如血清素、新肾上腺素等回收抑制剂（Serotonin-norepinephrine reuptake inhibitors，简称SNRI）的度洛西汀（duloxetine）与米那普仑（milnacipran），原先使用于抑郁症及糖尿病所造成之周边神经炎。但是此类药物使用后，亦可有效控制疼痛疾病。

6.三环抗郁剂，如阿米替林Amitriptyline（Tofranil）

此类药物包括阿米替林和cyclobenzapine，使用时间已有50年历史，对于情绪与疼痛的处理，已被证明有效。

7.抗癫药物，如加巴喷丁（Gabapentin）、镇顽癫（neurotin）等

目前市面上常用之加巴喷丁，包括如镇顽癫或pregabalin等治疗癫痫药物，因为经由对于钙离子之调控，而部分阻断或减少一些媒介疼痛的传导介质，并增加GABA（Gamma aminobutyric acid）的分泌量，达到减缓来自中枢神经系统所产生的神经冲动；同时，GABA可以阻断慢性疼痛中之氨基酸释放，也可以帮助缓解肌纤维疼痛，并改善患者睡眠之深度。Neurotin可使用最高剂量，可到240毫克／日。

8.助眠剂，如安定（Ativan）、乐平片（Valium）等

助眠剂如苯二氮平（benzodiazepine），包括常用之安定、乐平片等。使用后可消除睡眠中，脑电波不正常之 $\alpha - \delta$ 的产生，减少睡眠中产生的肌痉挛，及减缓纤维肌的病变。

建议的饮食疗法

淮山胡椒猪肚汤

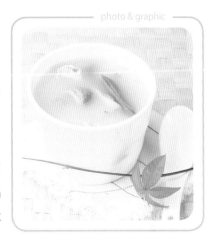

/ 原料 / 猪肚350克，胡萝卜90克，淮山30克，党参30克，蜜枣25克，姜片少许

/ 调料 / 盐2克，鸡粉2克，胡椒粉2克

/ 做法 / 1.猪肚洗净切成小块，胡萝卜洗好切滚刀块，党参洗净切段，备用。2.锅中注水烧开，倒入胡萝卜、猪肚，氽煮3分钟，捞出备用。3.砂锅注水烧开，放入胡萝卜、猪肚、淮山、党参、蜜枣和姜片，大火烧开，加盖转小火炖30分钟。4.揭盖，加入胡椒粉，加盖再用小火炖10分钟。5.揭盖，加入盐、鸡粉，拌匀调味。6.关火后盛出煮好的汤料，装入碗中即可。

杜仲核桃仁炖猪腰

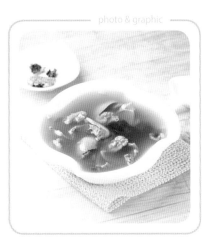

/ 原料 / 猪腰300克，杜仲15克，核桃仁25克，姜片、葱花各少许

/ 调料 / 盐2克，鸡粉2克，胡椒粉1克，料酒少许

/ 做法 / 1.猪腰洗好对半切开，去除筋膜，切片。2.锅中注水烧热，放入料酒和猪腰，氽去血水，捞出备用。3.砂锅注入水烧开，放入猪腰、杜仲、核桃、姜片和少许料酒，加盖烧开，再用小火炖煮30分钟至食材熟。4.揭盖，加入少许盐、鸡粉、胡椒粉。5.搅拌均匀，撇去浮沫。6.关火后盛出煮好的汤料，放入葱花，盛入碗中即可。

Chapter 6

严重背痛，是"骨松"造成的骨折找上门了吗？

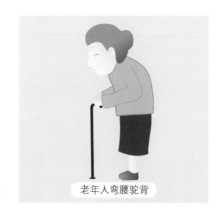
老年人弯腰驼背

案例一

　　68岁的真珍，下背痛已有两星期，疼痛相当严重，症状为肌肉僵硬、行走困难，于是前来风湿科求诊。

　　在接受胸腰椎X光照射后，在第十一、十二胸椎及第一腰椎显示有压迫性骨折（图01）。因为腰部异常疼痛，故接受脊柱椎体内骨泥注射，急性疼痛暂时得到缓解。

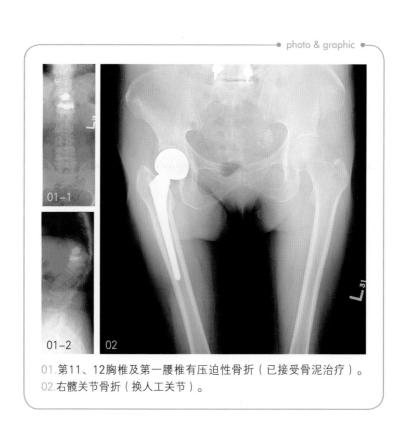

01. 第11、12胸椎及第一腰椎有压迫性骨折（已接受骨泥治疗）。
02. 右髋关节骨折（换人工关节）。

但尔后半年，患者仍不时有下背痛，最后接受减压手术与胸腰椎打钢钉固定，使得腰背痛渐渐缓解。手术后，患者同时接受钙片及骨稳（forteo）打针治疗。

案例二

71岁的女性晓苑，原有类风湿关节炎已30多年，两年前曾有严重骨质疏松症，导致第四节腰椎压迫性骨折。

去年她又因不慎滑倒，导致右髋关节股骨颈发生骨折，最后接受右髋关节人工置换〔图02〕，也接受骨松治疗，包括钙片、福善美（Fosamax）及骨稳等。

在近两年中，她因类风湿关节炎，亦接受生物制剂恩利（enbrel）治疗，目前类风湿关节炎趋向稳定。

案例三

72岁的吴奶奶上完厕所起身时，却突然腰背部剧烈疼痛。到医院一检查，竟然是腰椎压缩性骨折。这是她今年来发生的第二次骨折，第一次也是因为腰背疼痛发现压缩性骨折并确诊为严重的骨质疏松症，手术后李奶奶觉得有所好转就没再继续复诊，结果还没过一年就再次发生了骨折。吴奶奶很后悔没有听从医生的意见，积极治疗骨质疏松症。

骨科专家指出，反复多次骨折正是骨质疏松症的严重后果之一。因此，当被诊断为骨质疏松症时，一定要积极寻求正确的治疗，这样才能避免骨折的反复出现，加重身体折磨。

01 自我检测是否已为骨松一族

骨质疏松症为老年人常见、但又被大家忽略之疾病，如同退化性关节炎。骨松随着年龄增加，发生率或盛行率皆会明显地增长。骨松通常不会有太多明显之症状，但真正造成严重并发症的关键为骨折。

骨折中，又以髋关节骨折最严重，易引起并发症，部分病患甚至会导致死亡。

在国外研究报告中，男性髋关节骨折在一年内，死亡率约为1／4，且男性死亡率高于女性。此外，1999年，美国因骨松而造成骨折者有150万人。在台湾，女性一生中约有1／3会发生一次以上之骨折；男性则有1／5以上人口会发生骨折。这些惊人的数字，都显示骨质疏松症为现代人不可

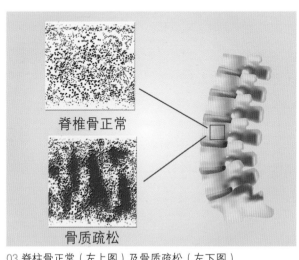

脊椎骨正常

骨质疏松

03.脊柱骨正常（左上图）及骨质疏松（左下图）

忽视的疾病。

　　骨松，特别在停经后的妇女身上容易发生。除了年龄因素外，女性荷尔蒙确实在骨松之发生上扮演重要的角色。目前认为女性荷尔蒙可抑制蚀骨或破骨细胞之活动，使得关节骨头破坏减至最低。因此当女性停经后，女性荷尔蒙急速下降，此时破骨细胞活性变强，易使骨质密度下降，而发生骨质疏松症〔图03〕。

　　下面所列的13种原因，是骨松最容易发生的一群人。这些人如果稍不注意，就很容易有骨松找上门。在这十三项中，您有几项呢？自己算算看：

如果您有下列七项中的任一项，就已被列入骨松之高危险群，需注意改善自己饮食及日常生活保健。

　　□ 营养不良　　　□ 糖尿病族群
　　□ 不运动的人　　□ 吸烟
　　□ 身体瘦弱的人
　　□ 喜爱喝酒的人
　　□ 喝咖啡（大量）

如果您有下列四项中的其中任一项，则骨松似乎命中注定，宜及早注意，就会有好转机。

　　□ 女性　　　　　□ 早期停经
　　□ 老年　　　　　□ 基因或遗传

如果您有下列二项中的其中任一项，请及早使用抗发炎药物或免疫调节药物，并减少激素的使用，可有效减少骨松及骨折。

　　□ 关节炎　　　　□ 使用激素

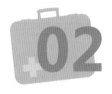

02 原来骨质疏松
是这样发生的

根据国内外之资料显示，这些骨松高危险族群，不论是年龄、性别、种族、药物、烟酒、糖尿病、欠缺运动、营养不良等因素，都容易发生骨松。而跟风湿免疫有相关的，当属发炎性之关节炎，如类风湿关节炎、银屑病关节炎、强直性脊柱炎等慢性关节疾病。

由于免疫系统的异常，应该攻击病毒及细菌的白血球，反过来攻击体内关节及关节腔滑膜，引起发炎反应，产生酵素。这些酵素吃掉关节附近的软骨、骨骼、肌腱、韧带，因而让关节磨损、破坏及变形。

国外有关类风湿关节炎之研究较多，如冰岛2006年曾针对类风湿关节炎之统计分析，显示骨松引发骨折的例子中，腰及胸椎之压迫性骨折占绝大多数，而髋关节及手腕骨折则分别为10％及8％。〔表一〕

现在的研究学者认为，年龄及性别，皆为骨折之重要因素。如果您是老年女性且已停经，当有腰酸背痛的情形，最好是做一下骨质密度的检查。因为研究显示，"老年"与"女性"两项因素，皆与骨松成正比，如未作事先之预防，等到发生骨折时就已来不及了。

一般而言，女性发生骨折的机会为男性的3倍，多发于腰椎与股骨头颈。目前曾对女性类风湿关节炎病患做过调查，发现正常人大约5％会发生骨折，而类风湿关节炎患者居然高达21％！另

〔表一〕

冰岛类风湿关节炎病患骨松与骨折之研究	
病患	191例
骨松之发生率	20%（39／191）
骨松引发骨折部位	39例
腰椎	32／39
前臂	3／39
髋关节	4／39
骨折之危险因素	高龄（与激素之剂量无关）
骨密度检查	仅2例患者

外，使用激素者较未使用激素者，多3倍机会得到骨折！〔表二〕

　　我过去曾针对类风湿关节炎患者做过分析，结果发现使用激素之病患，44%属于严重之骨松病患，其骨质密度为＜－2.5。从我们的研究可以发现，罹患类风湿关节炎的时间愈长，发生骨松之几率比时间短之病患高。〔表三〕

（表二）男女类风湿关节炎骨松症之比较

骨松症之部位	性别	发生率	性别	发生率
腰椎	男	13%	女	34%
股骨头颈	男	12%	女	34%
所有可能发生之部位	男	21%	女	47%

结论：骨松发生率男女有别；年轻、病程短之发生率与
　　　严重性较低

（表三）日本女性类风湿关节炎及骨松患者，因使用激素而引发骨折
　　　　之比率

· 类风湿关节炎　　　21%　　　腰椎压迫性骨折
　正常女性　　　　　5%　　　 骨折
· 类风湿关节炎（117例）

激素使用人数	骨折发生率
55例使用者	33%
62例未使用者	11%

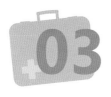

03 使用激素容易发生骨松及骨折吗？

类风湿性关节炎患者本身就是骨质疏松症的高危险群，骨折几率是一般人的3～4倍。若并发有激素的使用，骨折几率更是高达1／3。因此一般大众并没有意识到类风湿性关节炎及激素使用者的骨松高危险性。（表四）

（表四）

骨质疏松症对类风湿性关节炎患者的严重威胁

· 类风湿性关节炎患者本身就是骨质疏松症的高危险群，骨折几率是一般人的3～4倍。

· 若并发有激素的使用，骨折几率更是高达1／3。

· 大众并没有意识到"风湿性关节炎患者"及"激素使用者"的骨松高危险性，主动侦测的比例更低。

因此我们就不得不来看，为何类风湿关节炎者使用激素，容易发生骨松及骨折？

近年来，因分子生物学及病理学之进步，已逐渐对关节炎引发之骨松有明显的了解。类风湿关节炎为一发炎性之关节病变，在发炎的滑膜组织内，有大量的细胞聚集，此包括单核细胞、中性白血球及活化之T与B淋巴球，皆为发炎细胞（图04）。

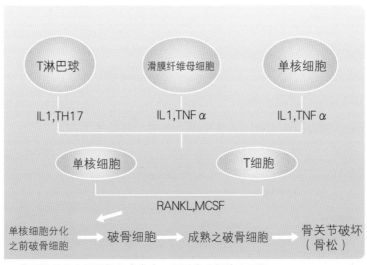

04.类风湿关节炎滑膜组织病变内，不同发炎细胞之浸润

许多发炎细胞可产生细胞激素，包括第一介白质、肿瘤坏死因子等。当发炎细胞加上细胞激素，与骨松发生相关性最大。已被活化之破骨细胞（此为人体内在骨头正常代谢中需处理、不好之骨头组织的破骨细胞），则能对骨头产生骨松与骨关节破坏，使得关节之活动量与运动功能降低。（表五）

（表五）

**类风湿关节炎：
次发性骨质疏松**

危险因子
· **发炎介质**
（第一介白质、肿瘤坏死因子）
→ 蚀骨细胞
· **活动量与运动功能降低**
· **激素使用**

另外，在关节腔内滑膜之破骨细胞（osteoclast），其本源认为都是从原始单核细胞（monocyte）所分化出来，前身为"前破骨细胞"（pre-osteoclast）。

当关节内之发炎细胞如T淋巴球（TH1，TH17）或滑膜之纤维母细胞（synovial fibroblast）受到刺激，可分泌RANKL及MCSF两种细胞激素〔图04〕。此时之破骨细胞尚需进一步分化变成成熟的破骨细胞，才会造成骨头破坏及磨损，此为一种机转。

另为从滑膜组织内，单核球、T淋巴球及滑膜纤维母细胞所分泌之第一介白质（IL1）、肿瘤坏死因子（TNF-α）等，〔表五〕可影响T细胞表面RANKL之增加。而当T细胞表面RANKL与已存在破骨细胞之RANK相接合时，可进一步让破骨细胞成熟分化，此为另一种机转。此两种机转，最后活化之破骨细胞，可产生骨关节磨损破坏，让骨质疏松恶化，最后有机会发生骨折。

除了破骨细胞在骨关节之破坏与骨松之形成外，另IL1，TNF-α尚可直接刺激关节腔内滑膜之单核细胞、纤维母细胞或软骨细胞，分泌基质蛋白水解酶（matrix metalloproteiase）或胶原纤维酶（collagenase）。此两种酶在人体内，可分解破坏软骨及软骨下硬骨，导致关节磨损及骨松形成，更加重原有之病情。

所以治疗RA（类风湿性关节炎），包括许多免疫调节剂（如methotrxate等）或生物制剂，其为何可以减少发炎疼痛？因这些药物能有效抑制上述发炎细胞或其释放的细胞激素，不仅抑制了发炎，事实上，有时尚可阻挡骨关节破坏与骨松。

最后来谈谈激素的使用，为何容易造成骨质疏松症。

因为激素虽为一非常强效、作用快速之消炎镇痛剂，可有效减少关节炎症状，特别是在早期。按理来说，他应该如同上述药物，可减轻骨松，但事实却不尽然。下列数据可告诉读者：一般停经妇女，每年骨质流失约1%～3%；但激素使用后，可增加2%～5%。其实最可怕的是使用激素的前面几个月，约有10%～15%的骨质流失，此可解释激素为何会加速骨质流失。（表六）

（表六）

使用激素之骨质流失率

初期（迅速流失期）——前面几个月10%～15%流失
后期（缓慢流失期）——每年2%～5%流失

目前认为激素造成骨质疏松有两种可能：一为增加造骨细胞之死亡，相对的减少新骨形成；同时激素可影响维生素D及钙在体内之吸收，致使钙在体内不足，而造成骨质疏松。

另一种可能为，激素可增加蚀骨细胞之活性，加速骨头破坏。因为类固醇有抑制造骨细胞及增加破骨细胞的双向效应，因此可解释激素的使用，为何能造成如此巨大之骨质流失，使用此药物之前，不可不慎。

因目前治疗类风湿关节炎的药物种类颇多，传统上，台湾有2／3以上病患使用激素之几率已大大降低；国外仅有小于1／3病患使用类固醇。然台湾目前使用激素治疗类风湿关节炎病患仍接近2／3，此为以后风湿科医生必须严肃面对之问题。

2006年国外报告指出，一般人口使用激素之比率为0.4%～2%，又以老年人居多。但老年人本身就是容易发生骨松的一群人，且因较高机会使用激素，故老年人骨松及骨折之患者特别多。（表七、八）

〔表七〕

类固醇的使用几率

一般人口：0.4%~2%

类风湿性关节炎患者：50%

高剂量激素使用者接受骨松侦测机会很低

〔表八〕

激素在一般 人口使用之机会	骨松与骨折之发生频率
20-49	0.4%
50-64	1%
≥ 70	2%
激素使用方式	口服＞吸入（三倍）
骨密度检查	9%男性，27%女性

　　Angeli在2006年发表之文章显示，激素使用，以风湿免疫疾病机会最多，包括类风湿关节炎、红斑性狼疮，及一少见为老年人疾病之多发性风湿症（polymyalgia rheumatica）。此外，胸腔科因治疗气喘或慢性阻塞肺病变（COPD），亦常使用口服激素。

　　在台湾，少数不合格之中药内亦添加西药之激素，虽使得病患症状迅速改善，但相对的增加骨松及骨折机会。至于激素应否使用，或尽量使用低剂量，此应由专科医生作判断。切记不可胡乱服用激素，因为"水能载舟，亦能覆舟"！

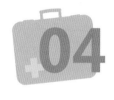

04 患了骨松，一定会伴随腰椎压迫性骨折吗？

一般而言，骨质疏松症不会有明显症状。但骨松之患者，常会因不小心的外伤而导致急性压迫性骨折，造成严重之疼痛。另一种情形是，患者腰部仅轻微之运动即疼痛难当，晚上睡眠转动身躯时，亦疼痛难忍，无法转身，造成无法入眠，有时必须服用止痛剂，如扑热息痛或及通安（ultracet）等，这些都是腰椎压迫性骨折最常见之症状。

为何腰椎或髋关节易发生压迫性骨折或大腿骨折，原因为这两个不同部位皆为骨头内骨小梁（trabecular bone）含量较高之处，最易先发生骨松，故容易发生骨折。

压迫性骨折，如同压迫神经，症状非常严重，需给予椎体内骨泥注射（图05），通常患者之急性疼痛可立即改善。然而在脊柱压迫性骨折的上下脊柱处常有病变，有时照X光却未能显现异常。

因此，患者在作骨泥手术前，通常需例行照脊柱之核磁共振（MRI）。部分患者可发现压迫性骨折之上下脊柱处，在MRI上已有明显骨髓内水肿。此意味着脊柱骨虽在X光检时显示正常，但事实上已有骨发炎病变。

• photo & graphic •

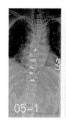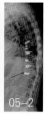

05-1 05-2

05.第7胸椎之第9～12节，有压迫性骨折（已接受骨泥治疗）。

最近有一位70岁之女士入院，因严重下背痛已有2～3周，疼痛难当。在诊所求诊，皆认为是肌肉或坐骨神经痛。之后转入本科门诊，在门诊之腰椎X光显示骨头异常。因病人要求入院进一步检查，最后从核磁共振之腰椎检查，发现在第四腰椎显示出明显压迫性骨折。

因她骨质密度低，但不符合健保规范，建议病患自费使用造骨细胞活性剂骨稳（Forteo）。健保规范胸腰椎之压迫性骨折，必须骨折至少两节以上，方可申请骨稳。

正因为这类问题不容易被发现，因此脊柱压迫性骨折除非症状严重，否则有时常被医生忽略，故平时的居家保健就相对重要。〔表九〕

当然，脊柱压迫性骨折严重时，如未能给予有效治疗，时间久了，除了会疼痛外，老年人的脊柱会逐渐向前屈曲及变形，导致肺功能不良，甚至肺部气体交换障碍，引发气喘或感染。若此时患者又不爱运动，需人照料，久而久之生活品质欠佳，心情亦受严重影响，甚至不注意时，又会出现反复性骨折情形，让病情更加严重。

众多在街上70岁以上弯腰驼背、踽踽而行的老年人，事实上，有许多皆曾经发生胸腰椎压迫性骨折。

因此我要再次提醒有严重骨松的患者，平时需注意腰部保健，避免外伤或大幅度的腰部扭转。在室内包括浴室，需有防滑措施，尽量减低脊柱压迫性骨折发生之机会。

〔表九〕

骨质疏松症—— 常易忽略之脊柱骨骨折

· 脊柱骨骨折常被忽略
· 放射科医生报告未提及（胸X光）
· 临床医生未发现或不重视X光之报告
· 2／3之新发生脊柱骨骨折，未能早期认知及诊断

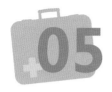 骨松药物比一比

药物治疗可分为两方面，一为"抑制骨再吸收"，一为"增加骨形成"。

在"抑制骨再吸收"方面，是针对抑制破骨细胞而设计的药物，最常使用的，为双磷酸盐类（Bisphosphonate）之产物。

女性荷尔蒙疗法（estrogen）

女性荷尔蒙（estrogen）可抑制破骨细胞活性。〔表十〕

研究曾显示，对于有停经症候群及骨松症患者，给予女性荷尔蒙治疗，两者症状皆可改善。但其使用之时机、时间长短及个人之意愿必须列入考虑，且患者必须承担乳癌之危险性，因此有些人会却步。故使用时间不宜太长、剂量低为其治疗之原则。

〔表十一〕

〔表十〕

骨疏松症——女性荷尔蒙之使用
· 对停经症候群及骨疏松症皆有效
· 使用时机及时间长短为相当重要之考量
· 个人之意愿必须列入重大考虑
· 预防骨疏松症之矛盾处：需长时间治疗，但须承担乳癌之危险性

骨质疏松症——目前使用女性荷尔蒙策略

· 短时间使用，剂量放低
· 医生需评估每年荷尔蒙使用之剂量或种类
· 时间尽量小于5年。如需大于5年时：
　低剂量之荷尔蒙
　找替代药物

· **双磷酸盐**

在骨头新陈代谢中（Bone remodeling），有一类细胞可造成骨质吸收，破坏骨头，而执行此任务者为破骨细胞。

双磷酸盐之药理作用，为针对抑制破骨细胞之原理而设计。当口服或针剂之双磷酸盐进入人体内后，此类药物可迅速贴附于骨头表面，第一可阻挡破骨细胞进入骨面，减少破骨细胞之作用。第二，当破骨细胞黏附于骨表面时，可将在骨表面已沉积之药效颗粒，吞噬入破骨细胞内，此可造成破骨细胞之死亡，减少破骨细胞之存活率，让骨头有机会修补，避免骨松继续恶化（图06、07）。

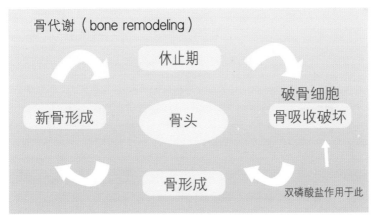

06.类双磷酸盐作用之机转

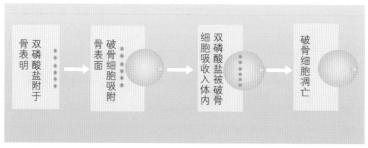

07.双磷酸盐对破骨细胞之作用

·福善美（Fosamax）

最早使用之口服双磷酸盐药物为福善美（Fosamax），从原先每日一粒（10毫克）到最近之每周一粒（70毫克且内含维生素 D3）。此药物男女骨松患者皆可使用，但有胃溃疡或胃酸逆流患者需注意，因服用此药需空腹，且服药后不能平躺，对部分患者而言并不方便。另外，此药另一重大副作用为少数患者可能因此而下颌骨坏死（osteonecrosis）。当病患使用福善美过久，拔牙时须注意此坏死的发生（图08）。

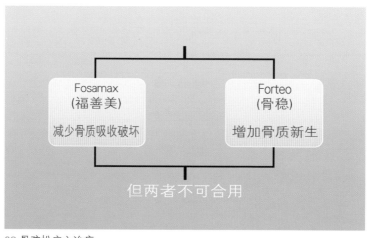

08.骨疏松症之治疗

· 维骨壮（Bonviva）

另一双磷酸盐药物为维骨壮Bonviva，每三个月打一针，血管注射时间约15～30分，但因副作用较多，包括常见打完针3～5天有肌肉或关节酸痛，或类似感冒症状如发烧等现象，此药已逐渐为另一种只需一年注射一次之密固达所取代。

· 密固达（Aclasta，Zolidronate）

密固达（Aclasta，Zolidronate）主要用于治疗停经期妇女的骨质疏松症。此剂一年打一针，副作用多为类流感症状，约有2～3成左右的发生率，应在注射后给予镇痛解热药物或低剂量激素，或可在施打前先服用。但因为较Bonviva方便太多，一年仅须注射一次，对于不爱使用口服药物者，确实为治疗骨松的病患之一大福音。

最近一年，我已将密固达的治疗做部分之修正，包括打针前需喝

（表十二）

Aclasta密固达禁忌

Aclasta密固达于2007年4月26日核准进口。
使用时，要注意以下禁忌人群，使用前一定要先咨询医生。
此药需禁止使用，包括下列任何一项：
- 对唑来膦酸或其他双膦酸盐或药品成份中任何一种料过敏者禁用。
- 低钙血症患者。
- 妊娠和哺乳期妇女。
- 严重肾功能不全患者。

500CC以上水分；而原先血管内注射30分钟之密固达，已将注射时间延长至一小时，如此一来，似乎明显减少了打针之副作用，包括肌肉痛及类流感之症状。

不过，使用双磷酸盐因健保规范严格，包括必须有腰椎压迫性骨折或股骨骨折，且骨密度必须大于2.5才能使用，凡此种种皆影响患者有规则地接受抗骨松药物治疗。另外，长期使用福善美，有可能抑制新骨形成，会让骨折延迟修复，或根本无法修复。（表十二、十三）

（表十三）

Aclasta注射前建议注意事项：

请事先检查BMD及Creatinine
（一）施打前补充水分至少500CC
　　　注射速率约需30分钟以上
（二）需加开生理食盐水一袋
　　　注：（1）预防漏：先用食盐水来确认，有将药物
　　　　　　　　打入血管
　　　　　（2）补充水分：尤其是合并使用利尿剂的病
　　　　　　　　人，让药物减少停留在肾脏时间
　　　　　（3）冲洗IV注射管：让药物100%使用
（三）处方镇痛解热药物可能产生的副作用，多为类流
　　　感症状，有3~5成的发生率，建议处方为三天份
　　　镇痛解热药物或低剂量激素，并建议病人施打前先
　　　服用

· 钙稳（Evista）

钙稳（Evista）为一类似女性荷尔蒙之药物，它被设计用来预防停经后骨质流失，其作用类似雌激素。临床研究证实，钙稳（Evista）可降低血中胆固醇，而不会造成子宫内膜出血或增生，也不会增加乳腺癌的危险性。最近更证实可以预防乳腺癌。

除了男性患者不适用外，根据研究，钙稳（Evista）与安慰剂相较，发生静脉血栓的危险性高出2.5～3倍，如深度静脉血栓、肺栓塞等，若有以上病史，也不建议使用。使用者在预期有一段长时期无法活动（如住院卧床）或长途旅程中有活动时间限制时（如长程飞行），可能暂时停药。

钙稳（Evista）在临床常见的不良反应是脸潮红、腿抽筋等，但多数症状并不严重。医生表示，福善美和钙稳合并使用能明显提升治疗成效，不过健保只允许给付其中一项。

此药如需服用，为每日服用一粒。在国内外诸多研究显示，对腰椎压迫性骨折之再发生的预防有其特定效果，但对髋关节骨折之再发生的预防效果不佳。此药副作用较福善美少，国外已有患者使用此药超过8年以上之经验。

· 抑钙素

至于从鲑鱼提炼之抑钙素（calcitonin），本身亦可抑制破骨细胞。早期之报告，认为它尚可减轻一部分因骨折所导致之疼痛。但近年来由于骨稳（forteo）对骨折后之减轻疼痛效果更佳，calcitonin之临床使用机会减少。目前市面上有calcitonin鼻喷

（表十四）

骨稳之效用

· ↑骨密度
· ↑骨品质
· ↓再发生骨折或新生骨折
  之机会

剂，一天喷一次，减少吃药之麻烦。

在双磷酸盐药物以外，另有一类关于增加骨生成之药物，其中最重要的药物，为从副甲状腺荷尔蒙所人工合成之骨稳。

副甲状腺荷尔蒙疗法

因为许多骨松病患，破骨细胞活性可能高于造骨细胞，而我们常使用抑制破骨细胞，却常忽略有关造骨细胞这一块。事实上，身体内改善有关骨强度（bone strength）或骨硬度，造骨细胞在其中扮演着重要之角色。而从副甲状腺素衍生的药物"骨稳"，能刺激造骨细胞，加速骨骼的生成，但建议使用时间以一年半为原则。

（表十五）

骨稳之适应症
·使用减少骨质吸收之药物（如福善美、Evista）无效者 ·至少有二个不同部位之骨折，或一个严重（压碎性）之骨折

（表十六）

使用副甲状腺素PTH 应注意事项
·使用时间以一年半为原则 ·如使用副甲状腺素PTH，先前之Bisphosphonate必须停掉 ·停止副甲状腺PTH使用，后面可接替使用Ca+2，Vit D及钙稳或双磷酸盐等药物

·骨稳

有关增加造骨细胞，常使用之治疗，除了最基本之钙片和维生素D为骨本之原料外，目前最常用且最有效的为骨稳。（表十四、十五）骨稳其实就是副甲状腺荷尔蒙之衍生物，它不同于传统副甲状腺荷尔蒙，它是在身体内渐渐释放，不会造成骨质内的钙流失，反而会刺激造骨细胞，使得新生骨增加。

目前使用之骨稳为每天一次，皮

下注射。但健保规范使用此药必须有脊柱骨2节以上骨折，或股骨骨折等才能使用，因此不是大多数人都可以使用的。（表十六、十七、十八）

一般建议使用18个月，之后需停药。因为在动物实验中显示，使用太长容易发生骨肉瘤（osteosarcoma）。此外，在临床上之观察，使用骨稳除了增加骨新生成外，亦可减轻骨折后之疼痛。

副甲状腺荷尔蒙（PTH）治疗骨松症原则

· 骨治疗之主要目标——增加骨密度、减少骨折
· 次要目标——减少骨痛、改善生活品质

一般人皆认为人体之脊柱骨应坚硬如石，其实Dr. Cushing在1932年已证实人们之"脊柱骨"，有时太软，用一把刀即可轻易将其切断。而我的父亲今年92岁，前几年亦因骨质疏松症导致压迫性骨折。所以Dr. Sambrook在2005年曾说过有关治疗骨松症之名言，"永不嫌早，永不嫌迟"！

（表十八）

严重骨质疏松的治疗选择

· 手术治疗：
  急性期之处理，但无法治本，未来骨折的风险仍然很高
· 药物治疗：
  −抑制骨质流失
  选择性雌激素调节剂、双磷酸盐类、抑钙素
  −刺激新骨再造
  副甲状腺素（PTH 1-34）

治疗骨质疏松的饮食疗法

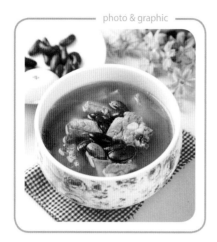

photo & graphic

红腰豆炖猪骨

/ 原料 / 红腰豆150克，猪骨250克，姜片少许

/ 调料 / 盐2克，料酒适量

/ 做法 / 1. 锅中注水烧开，倒入猪骨，淋入料酒，汆煮片刻。2. 关火，将汆煮好的猪骨捞出，装盘备用。3. 砂锅中注入适量清水烧开，倒入猪骨，拌匀。4. 加入姜片、红腰豆，淋入料酒，拌匀。5. 加盖，小火炖1小时至熟。6. 揭盖，放入盐，拌匀。7. 关火，将炖好的猪骨盛入碗中即可。

治疗骨质疏松的中医疗法

　　骨质疏松是一种以低骨量和骨组织微结构破坏为特征，导致骨质脆性增加和易于骨折的全身性骨代谢性疾病。本病常见于老年人，但各年龄时期均可发病。原发性骨质疏松病因不明，可能与内分泌功能失常、营养障碍、遗传因素、免疫因素等有关。无并发症的骨质疏松症本身，并无疼痛等症状，也无畸形等体征。

按摩疗法

治疗骨质疏松的穴位共有6个，包括缺盆、云门、肩井、天宗、大肠俞、八髎（见下图）。

穴位定位&操作方法

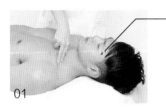

缺盆：位于锁骨上窝中央，距前正中线4寸。

食指、中指紧并，放于缺盆穴上揉按2分钟。

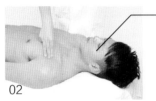

云门：位于胸前壁的外上方，肩胛骨喙突上方，锁骨下窝凹陷处，距前正中线6寸。

食指、中指、无名指指腹放于云门穴上揉按2分钟，以局部皮肤有酸胀感为宜。

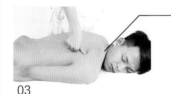

肩井：位于肩上，前直乳中，当大椎与肩峰端连线的中点上。

大拇指放于天宗穴上，其余四指握拳，用力揉按3分钟。

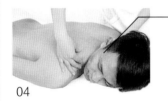

天宗：位于肩胛部，当冈下窝中央凹陷处，与第四胸椎相平。

拇指、食指、中指指腹放于肩井穴上捏揉3分钟。

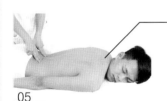

大肠俞：位于腰部，当第四腰椎棘突下，旁开1.5寸。

食指、中指紧并放于大肠俞上揉按2分钟，以局部皮肤有酸胀感为宜。

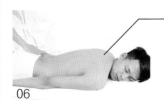

八髎：位于骶椎，又称上髎、次髎、中髎和下髎，左右共八个穴位，分别在第一、二、三、四骶后孔中。

将手掌放于八髎穴上，用力搓揉3~5分钟。

06 周医生的贴心叮咛

骨质疏松一般不会有明显症状，因此大部分的病患都茫然不知，等到骨折时，才发现事态严重。但这其实不能仅怪罪患者，因为许多医生本身也没注意到，骨松其实为一种常见的疾病。

尤其在风湿免疫疾病中，许多发炎性疾病，如类风湿关节炎、强直性脊柱炎、银屑病或银屑病关节炎患者，本身体内肿瘤坏死因子产生过多，因而造成破骨细胞活性加强，使骨头破坏及疏松。

而类风湿关节炎病患本身又多发于50岁以上停经妇女，因此除了发炎，半数以上之病患在早期会使用激素。而此激素之使用，等于是火上加油，促成骨松之严重性。（表十九）故针对此类发炎性关节炎及停经妇女，需每隔两年左右做一次骨密度检查，如发现已有骨质疏松，除了规律使用药物外，尚需从日常生活方面着手，进行治疗。

（表十九）

次发性骨质疏松症——最大凶手为激素

· 70%脊柱骨折为无症状

（疼痛部分因使用消炎镇痛剂或激素而抑制）

· 多发部位为胸椎第7节至第11节，腰椎第1～2节

晒太阳

因老年不运动、不晒太阳者易得骨质疏松症，故老年可行动者，尽量鼓励病患出外走走，运动且晒晒太阳。因为阳光照射，可促成身体内维生素D的合成；而维生素D则可促进肠胃道"钙"的吸收。

避免刺激性饮料

病患尽量避免抽烟、饮酒、喝咖啡或可乐，因为上述与骨松形成亦有正相关。

多喝牛奶及补充钙片

身体瘦弱者，亦容易发生骨质疏松。适当均衡之营养补充，增加体重，可增加脊柱骨及髋关节的骨密度，改善骨质疏松。尤其一般中国人平日较少摄取牛奶，因此从饮食摄取中增加钙含量，或规则服用钙片，在改善骨质疏松方面亦是相当重要。（表二十）

（表二十）

骨质疏松症——钙及Vit D治疗

· 可增加髋关节骨密度

· 但无法明显降低髋关节之骨折

· 易增加肾结石之几率

Chapter 7

感染也与腰酸背痛
有关吗？

案例一

莎莎为一50岁女性，在上下背交界之处突发性严重疼痛已一周以上，且时常疼痛难当、没有食欲，睡眠因疼痛而受干扰。

刚开始她还想忍耐，但后来因为受不了而住进医院。经实验室检查后，发现胸椎第七节有不正常之显影。再以核磁共振检查，发现脊柱脊髓内有脓疡。经由电脑断层导引抽取脓疡细菌后，培养出葡萄球菌，因此确定罹患第七脊柱之脊髓内脓疡。

在住院中，医生给予28天之抗生素治疗，她的疼痛就完全改善、完全控制。

案例二

茵琪为一65岁女性，腰背痛已持续半年以上，并在多家诊所及地区医院求诊，都将之当成一般物理性或功能性腰背痛处理，给予消炎镇痛剂。但病情仍起起伏伏，最后至风湿科就诊。

门诊经X光检查，发现脊柱椎体下方已有破坏，且椎间盘狭窄，经由核磁共振检查后发现，有脓疡在椎间盘内。经电脑断层导引抽取脓疡液体如乳酪状，最后培养成为结核菌，才发现她得的是结核菌性的脊柱炎。

在使用抗结核菌之治疗药物一年后，她的腰背疼痛就显著改善了。

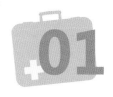

01 少见但不可轻忽的脊柱感染性疾病

腰背痛因感染而引起并非常见，一般之盛行率约为0.01%，但早期不易诊断。初期之症状可能为慢性或不明显，但当感染之脓疡变大时，局部之疼痛开始加剧，如用手压迫时，可产生明显之压痛感。感染疾病的早期腰背痛不一定很明显，但如果存在剧烈的腰酸背痛，且服用许多消炎镇痛剂后皆无法得到较佳效果，这时就要注意，可能是少见的感染性脊柱炎了。

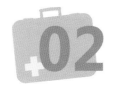

+02 哪几种病菌会造成脊柱感染?

一般容易感染之患者，常为免疫功能不全，如红斑狼疮、糖尿病、肾衰竭、肝硬化之患者。当细菌经由呼吸道、泌尿道、皮肤进入人体内，因T淋巴球或中性白血球等数目减少或功能不足时，则无法有效移除病菌。另外，使用类固醇或其他免疫抑制剂亦可造成免疫功能下降，容易感染。近十年来大量使用生物制剂，如恩利、阿达木单抗，常发现易感染结核菌或其他细菌。

脊柱感染包含四类，也就是细菌感染、结核菌、厌氧菌、霉菌等，以下详细说明：

细菌感染：

常见的脊柱感染，仍以细菌占多数。如金黄色葡萄球菌及表皮性葡萄球菌（staphylococcus epidermidis），及痤疮丙酸杆菌（propionibacterium）或白喉菌种〔表一〕，以及大肠杆菌等。2010年在国外一篇报告中提及一位84岁女性，住院前九天曾有下背痛，被医生诊断为退化性关节炎。虽服用消炎镇痛剂，但未见好转。

入院时患者神智不清，经检查后证实为脑膜炎，血中细菌培养为大肠杆菌。因她之前有腰背痛，故再作核磁共振后发现，第一及第二腰椎之椎间盘发炎且有空气，抽取脓疡后，诊断为大肠杆菌菌血症合并细菌性脑膜

（表一）

脊柱感染

1.细菌感染（金黄色葡萄球菌、大肠杆菌等）
2.结核菌
3.厌氧菌
4.霉菌

炎，及细菌性腰椎椎间盘炎。

此细菌性脊柱椎间盘炎（Septic discitis）有别于脊柱椎体骨髓炎（osteomyelitis），后者侵犯以上下之脊柱椎体为主，而椎间盘炎仅侵犯椎间盘。此椎间盘之感染可为革兰氏阳性菌（Gram－positive），如常见之金黄色葡萄球菌，革兰氏阴性菌（Gram－neagtive）如大肠杆菌，及其他如结核菌或霉菌感染等。

结核菌：较为少见，通常侵犯两节脊柱骨，会有脊柱骨旁之脓疡产生。

厌氧菌：事实上，仍有高比率之感染细菌为厌氧菌（Anaerobic）所造成。

霉菌：非常少见。

+03 如何早期发现
感染性疾病?

腰背痛原因甚多，但90%以上的人为物理或功能性腰背痛，仅非常少数之患者可能因感染所引发。

（表二）腰感染脊柱炎之特征比一比

	感染之腰背痛	物理性之腰背痛
发作方式	急性	渐进式
疼痛程度	严重	轻、中度疼痛
发炎指数（ESR、CRP）	通常高	正常
晨间僵硬	＞30分钟	＜10分钟
发冷、发烧	可出现	不会出现
使用消炎药及止痛药	通常无效	较有效
休息	无明显效果	改善

感染性脊柱炎不同于传统的腰酸背痛，它通常引起的症状较为急性且剧烈。患者有可能伴随着发冷或发热，血中白血球增加，发炎指数（ESR）或C反应蛋白（CRP）明显地上升，因而造成感染引发的腰背痛，通常休息及服用消炎镇痛剂皆无明显之效果。

感染型脊柱炎就像是一个人突然之间发烧一样，造成全身上下的不适。表二为腰感染脊柱炎之特征，与物理性腰背痛在临床上之不同。

〔表二〕

在知道二种脊柱炎的特征后，您也许会问，那感染型脊柱正常的检测程序是什么，我才会明白我是否得了感染型脊柱炎呢？

以X光、电脑断层或核磁共振，确定感染病灶之部位

不论是脊柱内感染或是脊柱椎间盘感染，可先作骨扫描，检视是否有不正常之发炎处。当然确认病灶之位置及原因，仍需藉助电脑断层（CT）或核磁共振（MRI）等检查。〔表三〕

抽取脓疡

如找到确定病变之处，要了解为何种病菌感染，减轻脊柱内感染所导致之压力及疼痛，可经由电脑断层（CT）导引，抽取病灶脓疡。

培养细菌

抽出脓疡后，必须先作革兰氏染色（染细菌）及Acid- fast嗜酸性染色（染结核菌）之后，再作细菌、结核菌及霉菌之培养。如有多余之脓疡，尚可作白血球计数，与送生化检查（包括糖、蛋白质等）。如脓疡内蛋白质成分过高及糖分变低，则应考虑是否有细菌或结核菌感染。

如何确定诊断（流程）
临床表现（急性腰背痛、发冷、发热、晨僵等）
↓
以X光、电脑断层或核磁共振来确定感染病灶之部位
↓
抽取（诊断）
以电脑断层作导引，直接以针抽取感染病灶之液体
↓
抽取（检查）
将抽取液作革兰氏染色、Acid-fast染色及生化学检查，包括蛋白、糖之浓度
↓
抽取（减压）
将所有之脓疡尽量抽取干净，可减少疼痛

减压抽取

将所有脓疡尽量抽取干净，可减少疼痛。

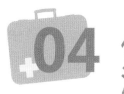 **什么是有效的
治疗方法？**

病患在疼痛时，除了必须用治疗药物控制外，尚可使用某些消炎镇痛剂来缓和部分症状。若需使用血管注射之抗生素，则通常以至少14天较佳。

如细菌染色及培养为阴性，则需使用广效之抗生素控制，再视治疗效果，决定继续使用相同抗生素，或需更换不同抗生素。

一般来说，感染脊柱炎若治疗时间短，可能会再复发。如为细菌性骨髓炎，则需治疗四星期至六星期；如为结核病，则需治疗九个月到一年。

如脊柱内感染之脓疡不易抽取，或有许多坏死组织，则可请求骨科或神经外科医生执行手术，移除脊柱或脊髓内之脓液及作清创术，将坏死之组织移除。如此一来，亦可有效控制感染病情。

除此之外，如中风病患在家中一直使用导尿管，则需每间隔一段时间更换导尿管。因导尿管放置太久，亦容易造成泌尿系统感染。另外，病人如有慢性阻塞性肺病变（COPD）或支气管炎，则需教导老年人如何咳痰，以减少呼吸道感染之机会。

附录一

风湿病的物理治疗

前言

风湿病为慢性疾病，虽然药物可达到缓解，但事实上，多数病患需藉助药物以外之治疗方式来治疗。其中最重要者，莫过于"物理治疗"（physical therapy）。故风湿病之照顾，应由一合作团队，共同照顾病患。此时，复健医生与复健治疗师之角色，即显得相当重要。

风湿病如关节炎者，其急性、慢性之物理治疗方式不尽相同。在早期关节肿胀发炎时，如类风湿之关节炎，以药物治疗为主。此时病患之膝关节不宜有太多之运动，亦即需多休息。但如长久不动，则肿胀关节周边之肌肉，或肌腱、韧带又易萎缩或无力。

故如何让关节少动，但仍维持关节周边肌肉或肌腱之适当运动，以避免肌肉萎缩，则成为相当重要之课题。

而当关节炎持续长久时间，而导致慢性关节病变，包括肌肉萎缩、肌腱强直收缩、关节变形等时，此时物理治疗之角色，变得更加重要。

物理治疗对风湿病患者之益处

其实物理治疗有相当多之益处。除了早期执行，让风湿病患者减少变形，减少因肌肉肌腱、韧带强直而导致之收缩、变形外，物理治疗本身亦可减少上述原因导致之疼痛。

强直性脊柱炎部分患者的脊柱会黏连、变形，故早期及尔后长期之复健、物理治疗益发重要。又因此病脊柱会往前倾，故必须做伸展运动，除了减低脊柱前屈外，尚可减少因长期腰背前屈，导致肌肉紧张而引起之慢性疼痛。

风湿病之物理治疗种类

凡利用各种物理因子，包括水、电、光、热、按摩等运动来治疗风湿病之行为，即为"物理治疗"（physical therapy）。

物理治疗，其实为人类早期治疗疾病之其中一种方式。在国外许多城市，如英国巴斯（从英文Bath热水浴翻译而来），或新西兰Rotaro之地底热泉水治疗等，即可了解热水浴之物理治疗，其实很早即开始应用。下面详述各种物理治疗方式：

1.热疗

可分为浅部热疗与深部热疗。

浅部治疗，为将热量从皮肤表面穿透人体，但深度仅限于3厘米。此常用之方式，包括对疼痛病变部位使用热水袋、电毯、热水浴、蒸汽浴、桑拿等方式。热疗让皮下血管扩张、血流量增加。

而深部热疗，为利用微波或超声波，将高能量打入人体较深部位（可达5厘米以上）。此深入能量在人体组织

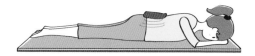

内转换成热量，可以达到深部热疗目的。目前常使用之深部热疗包括超声波、短波及微波三种。

2.冷疗

主要针对运动伤害造成皮下组织及肌肉等水肿发炎，所施行之早期治疗。目前可使用且方便者，为瓶装液态氮。使用时可在患部皮肤喷洒数次，因急速冷却、局部温度降低，而起到快速止痛作用。

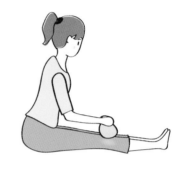

冷疗在临床上，主要是用以解除早期或急性之肌肉痉挛，可达到消炎、消肿、止痛、止血等作用。但时间过长则不宜使用，否则可能造成组织伤害或冻疮。

3.水疗

此为最常用于慢性风湿病之治疗方式，包括泡温泉等水中活动。水温一般以38～40℃最合适，泡水之时间最好不超过30分钟。

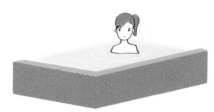

水疗除了止痛外，尚可放松肌肉、解除痉挛及肌肉异常收缩，对变形亦可起矫正作用。因水有浮力，在水中运动，感觉上体重变轻了，尤其适合下肢关节炎之病患。

4.运动

运动之目的，主要在于保持关节活动度，且加强肌肉力量。早期之关节炎不宜多运动，但晚期关节炎，因长期发炎，则许多韧带、肌腱、肌肉之复健及运动相当重要。

常说"运动"是随时随地可做，但如何做、做多久，则需由复健科专家提供较好之咨询。

5.牵引

使用外力拉长身体组织的一种治疗方式，称为牵引。牵引可分为徒手牵引及机械牵引两种。

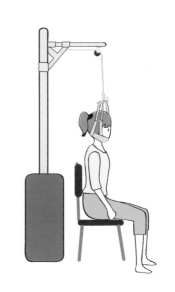

徒手牵引常使用的为推拿法，目的在于拉长肌肉、肌腱、韧带，以消除肌肉及关节炎导致之异常收缩。

而机械牵引在关节风湿病最常使用的方式，为应用于颈椎及腰椎骨关节炎，或椎间盘滑脱之牵引治疗。

牵引时有三点相当重要，包括牵引力大小、方向以及着力点等，此为关系牵引治疗成功或失败的关键因素。

结论

风湿关节炎治疗除了卫教、日常生活如何注意、药物治疗或手术治疗外，物理治疗必须随时考虑其施行时间之必要性及操作。另外，要注意适当之功能训练及职业训练，使未来病人能独立生活。

风湿病的手术治疗

需要接受手术治疗的种类

关节炎如严重或早期未有效积极治疗，则关节可磨损、破坏、变形及功能丧失。当关节功能丧失时，行动即受到明显的限制，如下肢膝关节或髋关节等。每一种风湿病或关节炎其侵犯部位不同，最后需要手术的部位亦不同。

兹将不同风湿关节炎之可能侵犯部位及需要接受的手术列举如下：

（1）类风湿关节炎

类风湿关节炎（RA）是一种病因未明的慢性、以炎性滑膜炎为主的系统性疾病。其特征是手、足小关节的多关节、对称性、侵袭性关节炎症，经常伴有关节外器官受累及血清类风湿因子阳性，可以导致关节畸形及功能丧失。此病多发于50岁女性，容易侵犯之关节为手指、脚趾近端关节、手腕、肘、膝及踝关节等处，最易破坏变形之关节为手指、腕及膝、踝关节等处。

经内科治疗不能控制及严重关节功能障碍的类风湿关节炎患者，外科手术是有效的治疗手段。外科治疗的范围从腕管综合征的松解术、肌腱撕裂后修补术至滑膜切除及关节置换术。最常接受手术部位应为膝关节。目前人工关节使用之材料应以聚乙烯、钴合金、骨水泥及陶瓷最多。在手部如关节已变形、肌腱断裂，可作手术修补断裂之肌腱。

（2）强直性脊柱炎

强直性脊柱炎（AS）是以骶髂关节和脊柱附着点炎症为主要症状的疾病，与HLA–B27呈强关联。某些微生物（如克雷白杆菌）与易感者自身组织具有共同抗原，可引发异常免疫反应。

此病如发生在16岁以下之幼年，且病状严重，尤其早期髋关节一直疼痛、药物控制不佳者，则髋关节有可能在数年后破坏或整个黏连至无法正常活动或行走，此时则需作人工关节置换术。按照本人曾作500多例AS之资料分析显示，近10％的AS病患，X光显示一侧或两侧髋关节病变。

另外，强直性脊柱炎可能有5％～10％脊柱黏连，尤其是头部完全僵直不能活动，且背部因前屈超过30度，故身体无法伸直。严重脊柱驼背、畸形，待病情稳定后可作矫正手术，腰椎畸形者可行脊柱截骨术矫正驼背。对颈7胸1截骨术可矫正颈椎严重畸形。

（3）退化性关节炎

退化性关节炎是一种慢性关节疾病，其主要改变是关节软骨退行性病变及继发性骨质增生。根据发病因素分为原发性骨关节病和继发性骨关节病。在我国，以继发性骨关节病较多见，原发性骨关节炎较少见。凡正常的关节无明显原因而逐渐发生退行性变，称为原发性骨关节病；若因某种已知原因导致软骨破坏或关节结构改病变，日后因关节面摩擦或压力不平衡等因素而造成退行性病变者称为继发性骨关节病。

手术治疗适用于疼痛严重、其他方法治疗无效或出现畸形者。手术方法依病人年龄、职业、病变部位和损害程度而定。如腰椎有椎间盘脱出，且压迫周边神经者，则需作手术，切除已损坏滑脱之椎间盘。如脊柱椎体移位滑脱、内科复健治疗无效者，则需考虑作手术将椎体矫正位置，然后打钢钉固定。如果关节面严重破坏可行人工关节替换术或关节融合术。

（4）肿瘤或感染引发之脊柱病变

原发性肿瘤（如浆细胞plasmacytoma）压迫脊髓，则需手术移除。如肺癌、甲状腺瘤等转移性肿瘤，则考虑作减压手术，或使用放射线治疗或手术治疗，减少肿瘤压迫。如脊柱腔内或脊柱外缘感染，则可先作电脑导引，抽取上述感染之脓疱液，再加上适当之抗生素。但如此抽取术无效者，可考虑外科手术介入，有效移除脊柱之感染液或脓疱液。

（5）骨松导致之脊柱压迫性骨折

骨质疏松导致的压缩性骨折是老年人常患的脊柱损伤之一，由于骨折多数比较稳定，可用保守治疗。临床治疗主要是卧硬板床制动，在受伤背部垫软垫，实施腰背后伸。为促使伤病恢复，患病老人应在医生指导下及时开展康复锻炼。

在急性疾病严重时，可考虑作压迫性骨折椎体注射骨泥，大部分可得到缓解。但目前较少执行，因后续追踪效果并不佳，且副作用较多。若因压迫性骨折导致脊柱前倾严重时，则可考虑作外科手术，打钢钉固定脊柱或穿背架等。

手术前应注意事项

病人在手术前应做好个人卫生，这样可以大大减少术后感染。无伤口者可用沐浴露、肥皂水清洗术肢皮肤，包括大腿根部、阴部和臀部，特别是腹股沟等皱褶地方，多有"老泥"聚积，清洗过程动作要轻柔，以不损伤皮肤为度。

家属要配合做好心理护理，要关心、理解患者，多给患者鼓励和精神支持，让病人以最佳心理状态接受治疗和手术，有利于疾病康复。

外科医生应先告知病患为何要作手术、手术中之风险及手术后有哪些可能并发症。开刀前，医生必须了解病患是否有任何严重心血管疾病、肾病变，及是否有出血倾向、是否使用激素（如有使用，必须降低激素剂量；而手术后三天需增加剂量，以避免肾上腺危象）。另注意病人是否有感染之可能性，且预先教导病人术后之复健运动及照顾。

手术后应注意事项

手术后前几天需了解病人生命征象，包括是否出血、伤口是否感染等。手术后隔天，复健运动即可展开，通常于第三天即可下床行走，必要时，可由复健医生帮忙执行复健工作，或教导病人如何复健。

手术后可能的并发症亦需注意，如做人工膝关节置换手术，可出现之并发症包括感染膝盖骨脱位、半脱位或骨折、人工关节松脱、关节活动不良、伤口愈合不良及感染等。

附录二

居家简易自我复健——
随时随地可以练习的柔软伸展毛巾操

居家简易自我复健——
随时随地可以练习的柔软伸展毛巾操

无论您是由于慢性疲劳、退化性关节炎、强直性脊柱炎或其他疾病所引起的腰酸背痛症状，除了药物治疗或物理治疗之外，通过简单且在家就能自我疗愈的柔软毛巾操，同样能舒缓腰背痛的症状。

现代人因为较少运动，尤其是上班族，长时间维持着同样的姿势工作，造成腰酸背痛，更严重的甚至引起关节的退化。这些症状并不是上了年纪的人才有的专利。

尤其是骨质疏松症患者，平时多做适当的运动，绝对是减缓骨松恶化的不二法门。但在本书中介绍的这些腰背痛疾病，并不见得适合进行较为激烈的球类或跑步等运动。因此，较为温和的柔软毛巾操或是瑜伽，就成为腰背痛患者的首选。

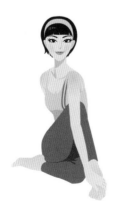

美国运动医学学会建议，每个星期做柔软伸展运动至少2到3次，先以缓慢的速度进行开始，舒展每块肌肉达到温和的难受程度即可，并不是愈痛就愈有效，相反的，有时还可能造成运动伤害。再按照"坚持－放松"的动作要领，保持肌肉绷紧状态约

10~30秒左右，再重复每个舒展动作3到4次。过程中要随着伸展的步骤，进行缓和的呼吸。

需要注意的是，膝关节有炎症的患者一定更要注意运动量。因为活动过度会导致关节劳损，活动过少则会造成早衰。膝关节炎患者可酌情选择游泳、散步等关节负荷较轻的运动。另外，尽量不要受伤、受凉，适量补钙，平时使用护膝，穿平跟鞋，肥胖者还需减肥。一旦出现疼痛、肿胀，应到医院治疗，以缓解症状。

此外，腰背痛患者在进行柔软毛巾操时，需注意下列事项，以避免不当的伸展动作，如：

1.先从简单动作开始，逐渐增加难度。
2.不同肌群要交替伸展，并且左右均衡。
3.不要过度伸展或屈曲膝关节、颈部或下背。
4.不要扭转膝关节，或对膝关节加强压力。
5.除了在"坚持"的那10~30秒内以外，不要在运动行进中闭气。
6.不要伸展长而弱的肌肉，不要强缩短而强的肌肉。

相较于徒手练习，毛巾操的好处是可以辅助动作行进时的力道，避免不当的用力造成运动伤害，对于腰背痛的患者更是必须。下面选出九款分别针对腰、背部肌肉伸展的毛巾操，现在就一起来练习吧！

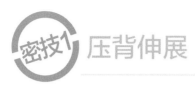 **压背伸展**

　　这个动作可以伸展腰背部肌肉，起到放松僵硬肌肉的作用。但腰部或脊柱受伤的患者，需视情况慢慢练习，不必勉强。

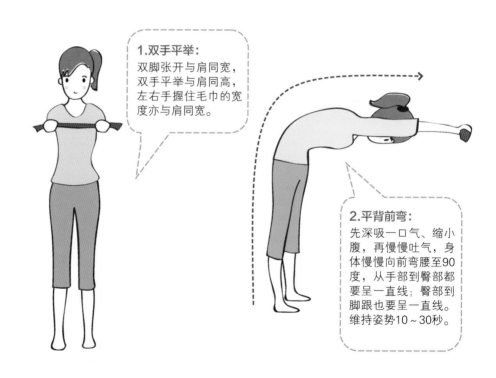

1.双手平举：
双脚张开与肩同宽，双手平举与肩同高，左右手握住毛巾的宽度亦与肩同宽。

2.平背前弯：
先深吸一口气、缩小腹，再慢慢吐气，身体慢慢向前弯腰至90度，从手部到臀部都要呈一直线；臀部到脚跟也要呈一直线。维持姿势10～30秒。

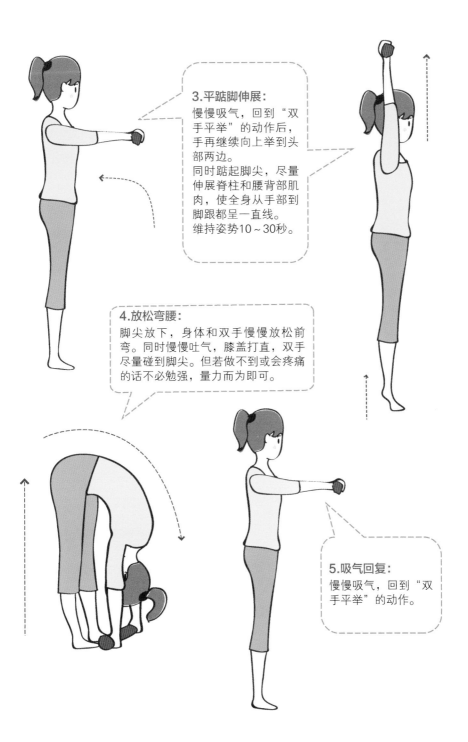

3.平踮脚伸展：
慢慢吸气，回到"双手平举"的动作后，手再继续向上举到头部两边。
同时踮起脚尖，尽量伸展脊柱和腰背部肌肉，使全身从手部到脚跟都呈一直线。
维持姿势10～30秒。

4.放松弯腰：
脚尖放下，身体和双手慢慢放松前弯。同时慢慢吐气，膝盖打直，双手尽量碰到脚尖。但若做不到或会疼痛的话不必勉强，量力而为即可。

5.吸气回复：
慢慢吸气，回到"双手平举"的动作。

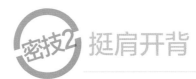

密技2 挺肩开背

这个动作能够强化肩胛骨周围的肌肉群，对于舒缓因慢性疲劳而导致的上背部酸痛有不错的效果。若是上班族，也可以在公司坐着练习。

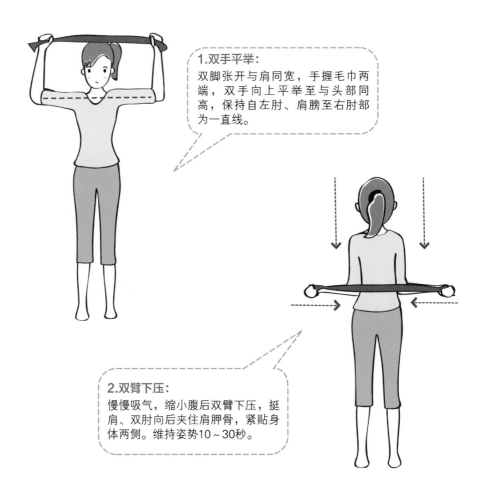

1.双手平举：
双脚张开与肩同宽，手握毛巾两端，双手向上平举至与头部同高，保持自左肘、肩膀至右肘部为一直线。

2.双臂下压：
慢慢吸气，缩小腹后双臂下压，挺肩、双肘向后夹住肩胛骨，紧贴身体两侧。维持姿势10～30秒。

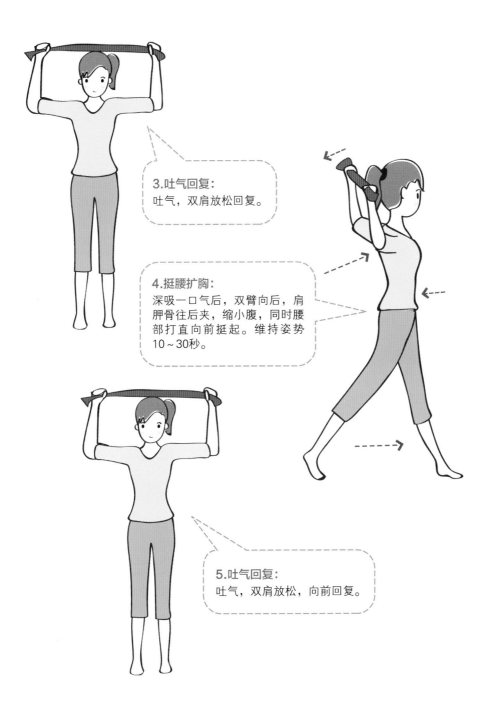

3.吐气回复：
吐气，双肩放松回复。

4.挺腰扩胸：
深吸一口气后，双臂向后，肩胛骨往后夹，缩小腹，同时腰部打直向前挺起。维持姿势10~30秒。

5.吐气回复：
吐气，双肩放松，向前回复。

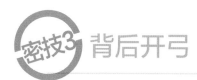

密技3 背后开弓

这个动作可以伸展上背部，增加上背部与肩部关节的柔软度。做这个动作时，可准备较短的毛巾，或将毛巾对折练习，以免过长的毛巾影响肩背柔软伸展时的效果。

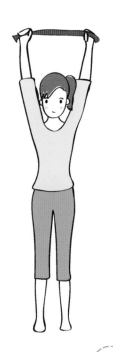

1.双肩上举：
双脚张开与肩同宽，双肩上举于头部两侧，手握毛巾两端张开与肩同宽。

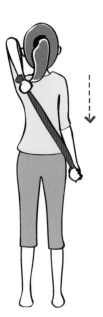

2.右手下拉：
深吸一口气后，逐渐吐气，右手向下拉，带动左手手肘向后弯，直至左手手肘与身体呈平行状态，肘部指向天空为止。维持姿势10～30秒。

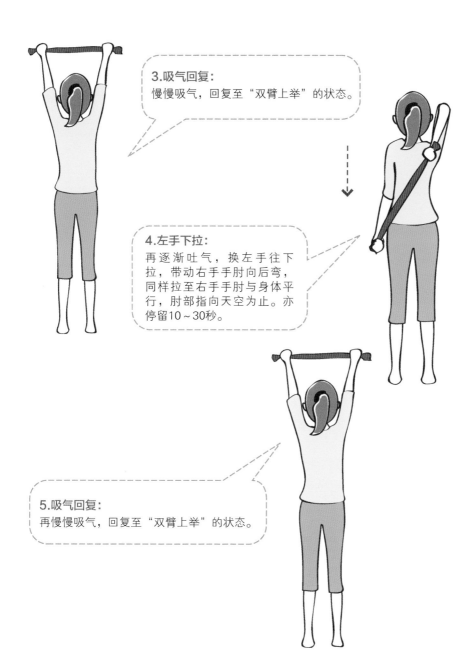

3.吸气回复:
慢慢吸气, 回复至 "双臂上举" 的状态。

4.左手下拉:
再逐渐吐气, 换左手往下拉, 带动右手手肘向后弯, 同样拉至右手手肘与身体平行, 肘部指向天空为止。亦停留10～30秒。

5.吸气回复:
再慢慢吸气, 回复至 "双臂上举" 的状态。

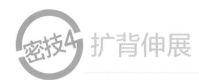

密技4 扩背伸展

同样对慢性疲劳导致的上背部酸痛有缓解的作用。上班族也可于休息时间坐着练习。做这个动作时，需准备较长的毛巾，以备双臂向外伸展时能有足够的宽度。

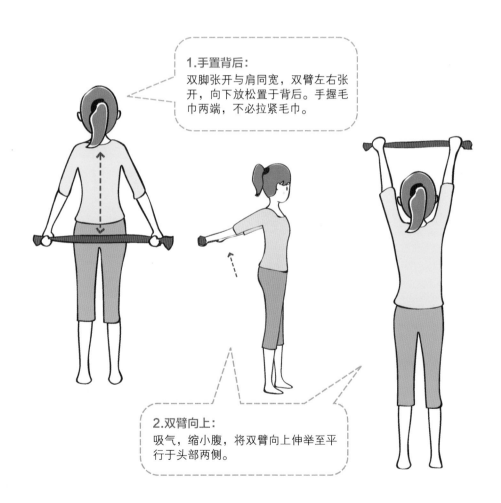

1.手置背后：
双脚张开与肩同宽，双臂左右张开，向下放松置于背后。手握毛巾两端，不必拉紧毛巾。

2.双臂向上：
吸气，缩小腹，将双臂向上伸举至平行于头部两侧。

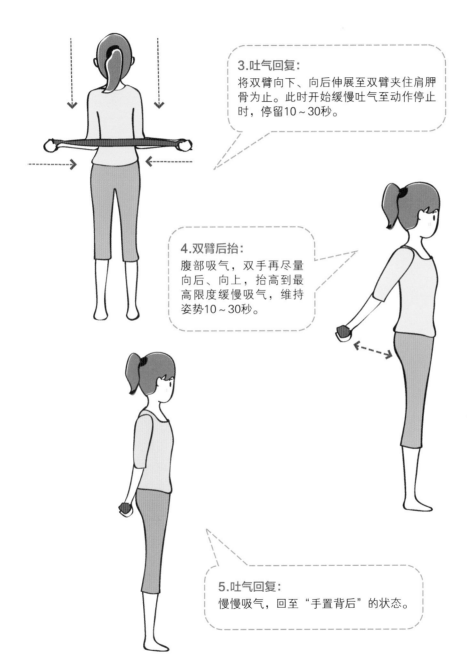

3.吐气回复：
将双臂向下、向后伸展至双臂夹住肩胛骨为止。此时开始缓慢吐气至动作停止时，停留10～30秒。

4.双臂后抬：
腹部吸气，双手再尽量向后、向上，抬高到最高限度缓缓吸气，维持姿势10～30秒。

5.吐气回复：
慢慢吸气，回至"手置背后"的状态。

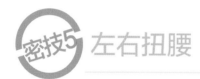

密技5 左右扭腰

　　这个动作可以运动到侧腰的肌肉，同时伸展后背部肌肉。毛巾长度可随肩背的柔软度而调整。

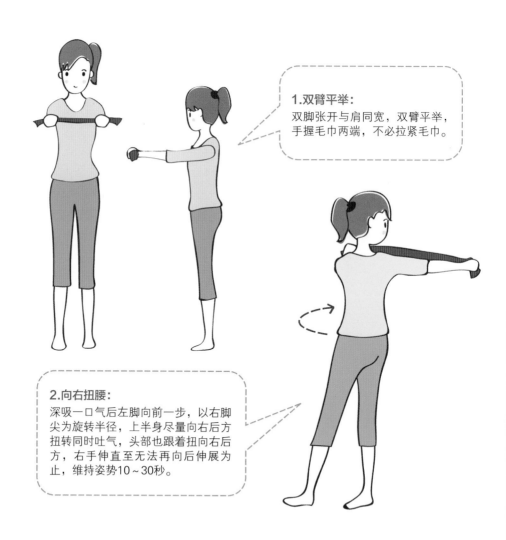

1.双臂平举：
双脚张开与肩同宽，双臂平举，手握毛巾两端，不必拉紧毛巾。

2.向右扭腰：
深吸一口气后左脚向前一步，以右脚尖为旋转半径，上半身尽量向右后方扭转同时吐气，头部也跟着扭向右后方，右手伸直至无法再向后伸展为止，维持姿势10～30秒。

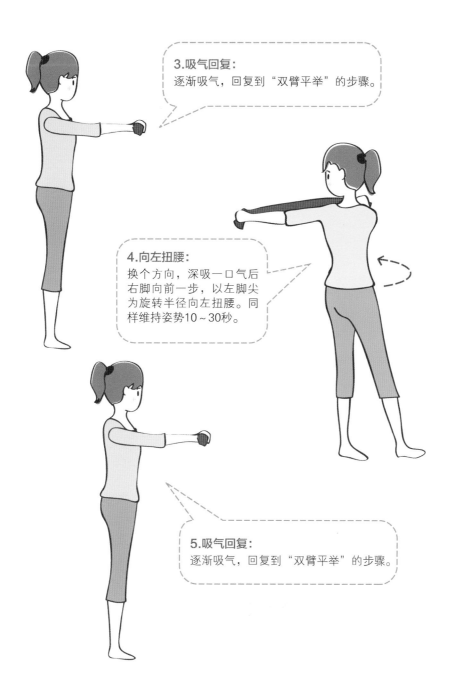

3.吸气回复：
逐渐吸气，回复到"双臂平举"的步骤。

4.向左扭腰：
换个方向，深吸一口气后右脚向前一步，以左脚尖为旋转半径向左扭腰。同样维持姿势10～30秒。

5.吸气回复：
逐渐吸气，回复到"双臂平举"的步骤。

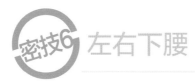

密技6 左右下腰

这个动作除了可以伸展到侧腰肌肉之外，也同时伸展到侧背部的肌肉。

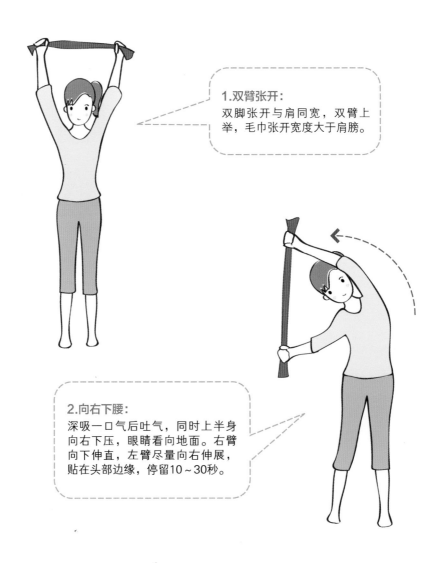

1.双臂张开：
双脚张开与肩同宽，双臂上举，毛巾张开宽度大于肩膀。

2.向右下腰：
深吸一口气后吐气，同时上半身向右下压，眼睛看向地面。右臂向下伸直，左臂尽量向右伸展，贴在头部边缘，停留10～30秒。

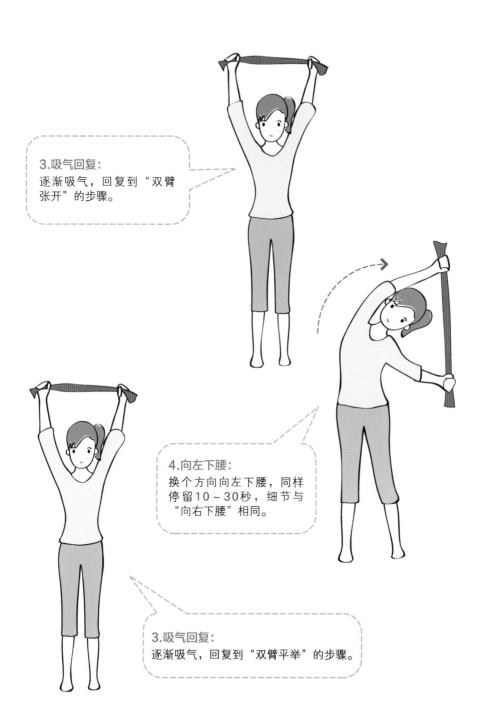

3.吸气回复：
逐渐吸气，回复到"双臂张开"的步骤。

4.向左下腰：
换个方向向左下腰，同样停留10~30秒，细节与"向右下腰"相同。

3.吸气回复：
逐渐吸气，回复到"双臂平举"的步骤。

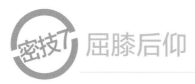

密技7 屈膝后仰

同样可以活化腰部僵硬的肌肉，让腰背部酸痛得到舒缓。

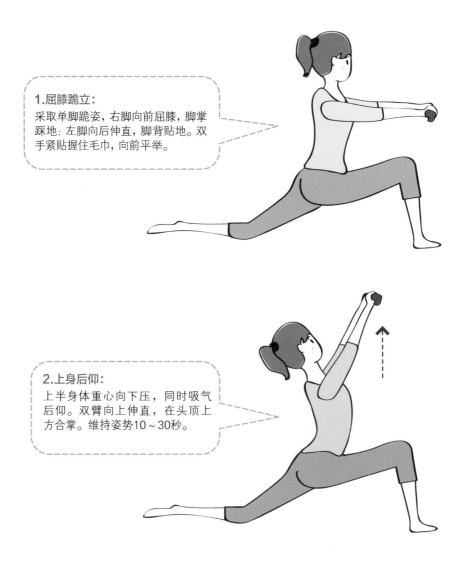

1.屈膝跪立：
采取单脚跪姿，右脚向前屈膝，脚掌踩地；左脚向后伸直，脚背贴地。双手紧贴握住毛巾，向前平举。

2.上身后仰：
上半身体重心向下压，同时吸气后仰。双臂向上伸直，在头顶上方合掌。维持姿势10~30秒。

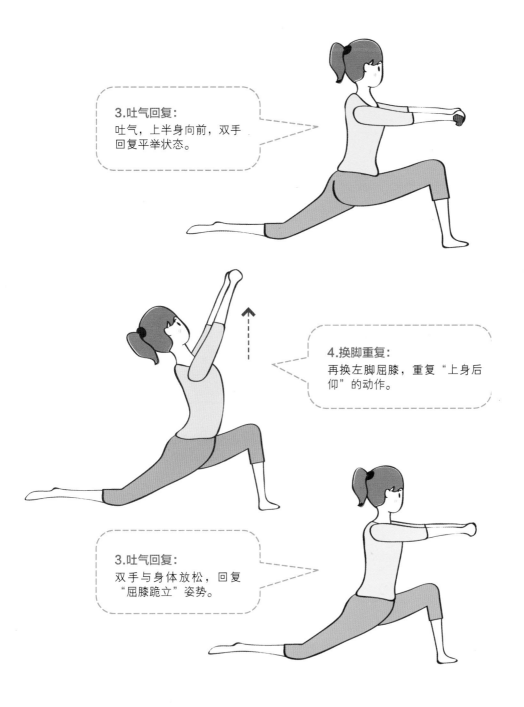

3.吐气回复:
吐气,上半身向前,双手回复平举状态。

4.换脚重复:
再换左脚屈膝,重复"上身后仰"的动作。

3.吐气回复:
双手与身体放松,回复"屈膝跪立"姿势。

密技8 腰部伸展

可使用短毛巾，用以辅助伸展腰背部脊柱与肌肉，对于坐骨神经痛的患者有舒缓的作用。

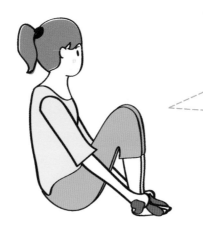

1.屈膝抱腿：
保持坐姿，双脚屈膝靠近胸前，毛巾可对折后套住脚底，两手握住毛巾的宽度只需约双脚宽即可。

2.上身前压：
深吸一口后慢慢吐气，同时上身尽量向前压，毛巾也尽量向后拉，将双腿努力靠近胸部，用以拉伸腰背脊柱。注意头部与背部呈一直线，不可过度低头，以免伤害颈椎。

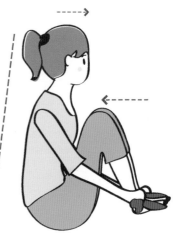

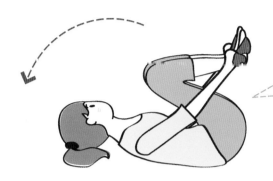

3.回复躺下：
慢慢吸气，上半身向后回复以至躺平，双腿仍保持屈膝靠近胸前的状态，双手仍拉着毛巾套住脚底。

4.上身抬起：
上半身尽量抬起靠近膝盖，双手拉着毛巾尽量向前拉，让膝盖尽量靠近胸部。此时腰背部应呈一圆弧状，即可像不倒翁般前后摇晃。

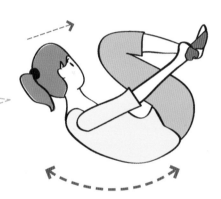

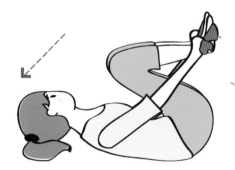

5.放松躺平：
逐渐吸气，放松四肢，屈膝躺平。

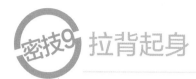

密技9 拉背起身

这个动作可以运动到腰背部肌肉，对于缓解下背部酸痛较有帮助。用毛巾辅助的作用是，可以帮助上半身顺利提起，并避免因为肩背过度用力而受伤。

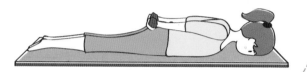

1.平趴垫上：
平趴在软垫上，全身由头部、身体至腿部均呈一直线。脸向下预备，双手置于背后，分握毛巾两端。

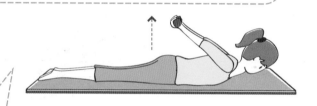

2.手臂向上：
上身、手臂尽可能向上拉举，并同时吸气，维持姿势10~30秒。在拉举上身的同时，背、腰、手应一起出力，让头部、肩部至腰部呈一直线，千万不要刻意低头或过度抬头，以免伤害颈椎。

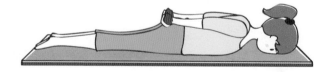

3.吐气回复：
慢慢吐气，头部、肩部、手部放松，向下回复到"平趴垫上"的动作。